歯科臨床と診療補助シリーズ
❹

歯科補綴学と診療補助

監修
束理 十三雄

著
小司利昭　黒川裕臣

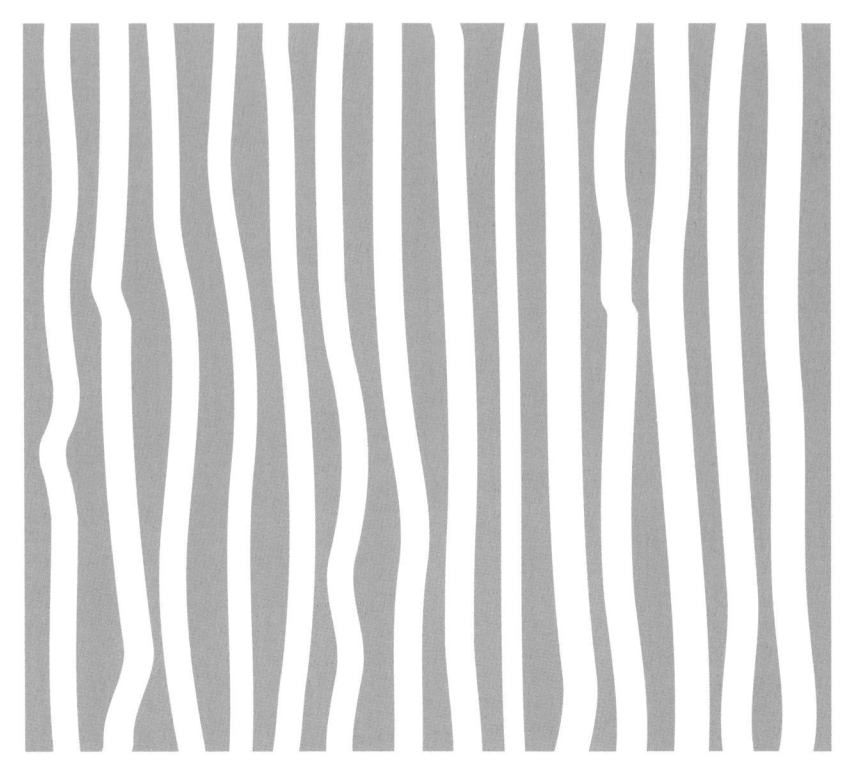

クインテッセンス出版株式会社

監修者の序

　本邦における歯科衛生士教育は昭和24年(1949)に開始され，すでに50余年を経過した．その間，昭和58年(1983)には教育内容の全面的な改正に伴い，修業年限が2年以上に改められた．さらに平成元年(1989)6月には歯科衛生士法の一部改正により，業務内容に新たに保健指導が加わって，従前にも増して包括的な知識と技術の習得が求められることになった．次いで平成11年(1999)5月には，厚生省「歯科衛生士の資質の向上に関する検討会」より，主要業務である「歯科予防処置」「歯科診療補助」「歯科保健指導」に関する技能習得だけではなく，その基礎となる理論体系ならびに学問体系を将来的に構築することなど教育内容の見直しも含め，修業年限も現行の2年を3年に延長することなどについての意見書が出された．

　これらの趨勢と時代の要請を勘案すれば，歯科衛生士の修業年限が3年制へと移行することは至当であると思われる．本シリーズでは，このような動向を踏まえて，歯科衛生士試験の出題科目「歯科臨床大要」の各項目とその治療時の診療補助を各分冊に纏め，簡明かつビジュアルに編纂した．各分冊の大項目，中項目は，歯科衛生士試験出題基準に準拠しており，試験学習を兼ねた実技シリーズとなっている．また歯科臨床における記述は，診療補助を前提とした基礎的な学理と連携するように配されており，各分冊では歯科衛生士の診療補助業務について，共同動作，術式，患者対応，材料，薬品，器具の取り扱い等，実際の診療時の写真を多数掲載して，確実にそれらの技能を習得できるように詳述してある．

　本シリーズの著者は，いずれも日本歯科大学新潟歯学部附属病院で臨床の第一線に携わっており，また日本歯科大学新潟短期大学歯科衛生学科ならびに専攻科においても歯科衛生士の養成にあたっている．超高齢社会の到来とともに，国民の医療に対するニーズがますます高まっている折から，歯科医師とともに歯科保健医療を支える歯科衛生士の資質向上のためにも，本シリーズが有効に活用されることを願ってやまない．

2001年1月

東理　十三雄

序　文

　21世紀を迎え，我が国では急速に高齢者の人口比率が増加し，それに伴って補綴治療を初めとして口腔の健康維持に対する要求が増加することが予測される．そのような状況の中で良質な保健医療サービスを供給することはきわめて重要な課題であり，それを担う歯科衛生士の職域も拡大しつつある．

　このために，資格修得までの教育年限延長や教育内容の改善が検討され実行されてきている．このような背景から，「歯科臨床と診療補助」シリーズが企画・発刊されたと考える．

　歯科補綴学は，生体で機能できる人工物を製作する学問である．歯科補綴学の学習は基本的事項の修得はもちろんであるが，特に器具・器材の使用目的，使用方法について理解することが学力向上に関係すると考える．

　本書では歯科衛生士をめざすために必要不可欠な歯科補綴学についての最新の知識を集約することは元より，教授要綱ならびに国家試験出題基準に基づきながら将来に渡って良質な保健医療サービスを実現するための知識の習得をめざして執筆した．

　将来に渡って「歯科臨床と診療補助」シリーズが十分活用され，良質な保健医療サービスを提供する一助となることを期待する．

2001年1月

小司　利昭
黒川　裕臣

目　次

第1章　歯科補綴学概論／2

1-1．補綴治療の基礎知識 …………………………… 2
- A．歯列弓の形 …………………………… 2
- B．咬合様式 …………………………… 2
- C．対合関係 …………………………… 4
- D．顎堤 …………………………… 4
- E．下顎運動と下顎位 …………………………… 5
- F．咀嚼運動 …………………………… 7
- G．歯の喪失に伴う口腔の変化 …………………………… 7
- H．歯の喪失に伴う顎関節の変化 …………………………… 7

1-2．補綴治療の種類 …………………………… 8
- A．床義歯（全部床義歯，部分床義歯） …………………………… 8
- B．冠・橋義歯（クラウン・ブリッジ） …………………………… 9
- C．インプラント義歯 …………………………… 9
- D．その他の補綴装置 …………………………… 9

1-3．補綴治療の実際 …………………………… 9
- A．部分床義歯 …………………………… 10
- B．全部床義歯 …………………………… 10
- C．顎関節症に対する治療の実際 …………………………… 11

第2章　床義歯の構成／12

2-1．床 …………………………… 12
2-2．人工歯 …………………………… 12
2-3．維持装置 …………………………… 12
- A．クラスプ …………………………… 12
- B．アタッチメント …………………………… 13

2-4．連結装置 …………………………… 13
- A．リンガルバー …………………………… 13
- B．パラタルバー …………………………… 13

2-5．床義歯の補修 …………………………… 13

　　　　A．リベース，リライニング …………………………………………………13

第3章　歯冠補綴・橋義歯補綴／15
　3-1．歯冠補綴 ……………………………………………………………………15
　　　　A．全部被覆冠 …………………………………………………………15
　　　　B．一部被覆冠(部分被覆冠，パーシャルベニアクラウン) …………17
　　　　C．歯冠継続歯 …………………………………………………………19
　3-2．橋義歯補綴(ブリッジ，架工義歯) ……………………………………20
　　　　A．橋義歯の構成 ………………………………………………………20
　　　　B．橋義歯の分類 ………………………………………………………20
　　　　C．橋体(架工歯，ポンティック) ……………………………………23

第4章　補綴治療時における患者対応／24
　4-1．一般患者への対応 …………………………………………………………24
　4-2．高齢者への対応 ……………………………………………………………24
　4-3．障害者への対応 ……………………………………………………………24
　4-4．精神遅滞者への対応 ………………………………………………………24
　4-5．在宅，寝たきり者への対応 ………………………………………………24

第5章　有床義歯補綴の診療補助／26
　5-1．診査診断 ……………………………………………………………………26
　　　　A．各種検査法 …………………………………………………………26
　5-2．前処置 ………………………………………………………………………27
　5-3．印象採得 ……………………………………………………………………27
　　　　A．トレーの種類と用途 ………………………………………………28
　　　　B．概形印象採得 ………………………………………………………28
　　　　C．印象採得の準備と補助 ……………………………………………28
　　　　D．個人トレーの準備と取り扱い ……………………………………29
　　　　E．トレーの後始末・消毒 ……………………………………………29
　5-4．咬合採得 ……………………………………………………………………29
　　　　A．咬合器の取り扱い …………………………………………………31
　　　　B．顔弓の取り扱い ……………………………………………………31
　　　　C．咬合床の取り扱い …………………………………………………31
　5-5．試適 …………………………………………………………………………31
　5-6．装着 …………………………………………………………………………31

　　　　A．床義歯装着時の準備と補助 …………………………………………32
　　　　B．クラウン，継続歯，ブリッジ装着時の準備と補助 …………………32
　　　　C．患者指導 ………………………………………………………………32
　　5-7．経過観察 ……………………………………………………………………32

第6章　歯冠補綴・橋義歯補綴の診療補助／33
　　6-1．診査・診断 …………………………………………………………………33
　　6-2．支台歯形成 …………………………………………………………………34
　　　　A．支台歯形成 ……………………………………………………………34
　　　　B．支台築造 ………………………………………………………………39
　　　　C．平行測定法 ……………………………………………………………45
　　　　D．暫間歯冠（テンポラリークラウン）・
　　　　　　暫間橋義歯（テンポラリーブリッジ）………………………………45
　　6-3．印象採得 ……………………………………………………………………52
　　　　A．精密な印象採得の条件 ………………………………………………52
　　　　B．印象材の分類 …………………………………………………………52
　　　　C．印象材の利点，欠点 …………………………………………………53
　　　　D．歯肉圧排 ………………………………………………………………54
　　　　E．印象用トレー …………………………………………………………57
　　　　F．印象採得 ………………………………………………………………58
　　6-4．咬合の記録 …………………………………………………………………66
　　　　A．咬合採得 ………………………………………………………………66
　　　　B．フェイスボウトランスファー ………………………………………70
　　　　C．チェックバイト ………………………………………………………72
　　　　D．その他の咬合の記録 …………………………………………………73
　　6-5．印象採得から試適までの技工操作 ………………………………………74
　　　　A．模型材 …………………………………………………………………78
　　　　B．作業用模型 ……………………………………………………………78
　　　　C．咬合器 …………………………………………………………………80
　　　　D．冠・橋義歯の製作 ……………………………………………………81
　　6-6．試適 …………………………………………………………………………82
　　　　A．隣接面接触状態，適合状態，咬合状態の診査と調整 ……………82
　　　　B．色合わせ ………………………………………………………………84
　　　　C．鑞着 ……………………………………………………………………85
　　6-7．仮着，合着 …………………………………………………………………86

　　　　A．仮着 ……………………………………………………86
　　　　B．合着 ……………………………………………………87
　　6-8．メインテナンス ……………………………………………91
　　　　A．メインテナンスの実際 ………………………………91

　索　引……………………………………………………………………94

第1章
歯科補綴学概論

補綴（ほてつ）とは補い綴るという意味であり，失われた形態，機能，審美性を人工の材料で回復するための治療法である．歯の一部あるいは全部が何らかの理由により欠損し口腔の機能，審美性が損なわれた場合には歯科補綴治療の適応となる（図1-1, 2）．治療装置としては冠（クラウン），橋義歯（ブリッジ），部分床義歯（局部床義歯，パーシャルデンチャー），全部床義歯（総義歯，フルデンチャー，コンプリートデンチャー）などの種類がある．

主な口腔の機能としては咀嚼，発音，嚥下があり，いずれの機能も歯が失われると障害を起こす．また，審美性については口唇周辺の豊隆などの顔面に与える影響とともに，外観にふれる前歯の大きさ，色彩，形態などの要素が心理的にも重要な影響を与える．機能，審美性が損なわれた場合には歯科補綴治療の適応となる．

1-1. 補綴治療の基礎知識

A. 歯列弓の形

歯列弓とは，歯が萌出し歯列が完成した状態での排列の状態をさす．この形が弓を引いたときの形態に似ていることから歯列弓と呼ばれている．形態的に分類するとU字型，V時型，コの字型などがあるが，排列が乱れているような場合には叢生となり歯列矯正治療の対象となることもある．また，歯列弓の形態によっては日常のメンテナンスに十分な配慮が必要となる．たとえばV字型歯列弓で極端に狭窄した前歯部のブラッシングには，その形態に適した清掃用具と清掃方法を選択しなくてはならないし，部分的な叢生についても歯間部の清掃が困難な状況になることも考えられる．歯列弓の形態は歯を支えている歯槽骨の形態に類似し，歯が喪失した後にも顎堤弓という形態で反映される．

B. 咬合様式

咬合とは上下の歯が接触する状態であり，上下の歯が最大限に接触する中心咬合位から下顎運動に伴って下顎が前後左右に運動するときの歯の接触状態を次のように分類している．

a. 犬歯誘導

通常，ヒトの下顎は中心咬合位から前後左右に運動するとき，作業側の犬歯がぶつかってガイド（誘導要素）の役割を果たし，その他の歯は離開する．このため犬歯以外の歯には強い側方力が加わらないように，犬歯にはこの力に対応するために最大の歯根を持つように解剖学的形態が与えられている．

b. グループファンクション

下顎が中心咬合位から前後左右に運動するとき，作業側の臼歯が複数ぶつかってガイド（誘導要素）の役割を果たし，平衡側の歯は離開する．この場合の側方力は複数の歯に分散されることとなる．グループファンクションは歯列の完成する最初の時点から成立している場合もあるが，犬歯誘導の状態から経年的に犬歯が咬耗

第1章 歯科補綴学概論 3

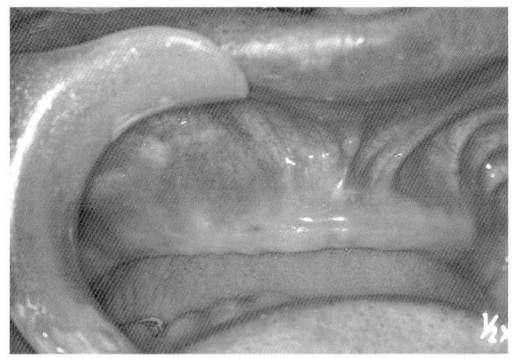

図1-1 歯をすべて喪失して無歯顎となった患者の上顎.

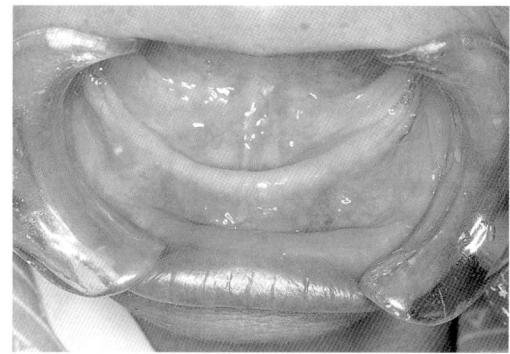

図1-2 無歯顎の下顎顎堤.

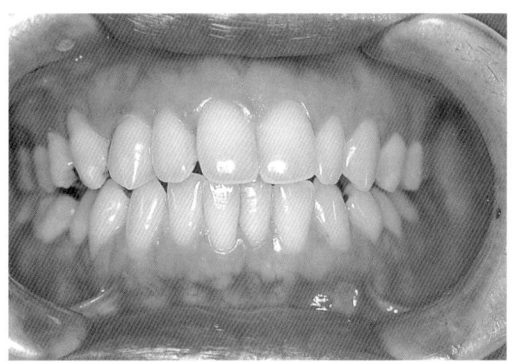

図1-3 天然歯列の中心咬合位における咬合接触関係.

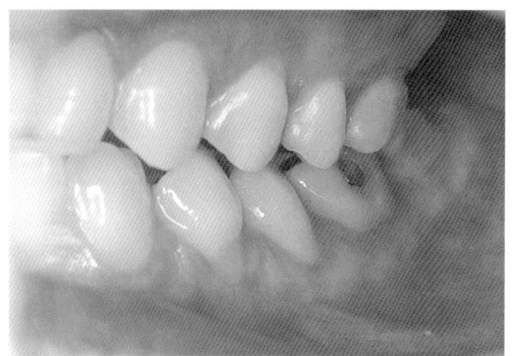

図1-4 平衡側での臼歯部の離開.

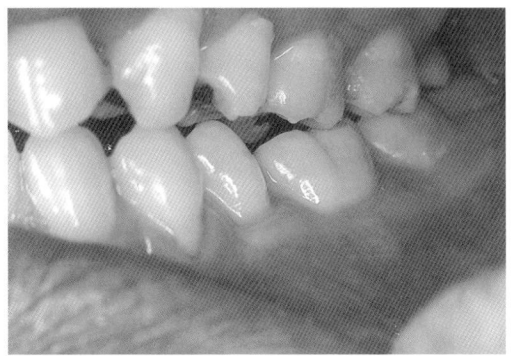

図1-5 作業側でのグループファンクション（犬歯から臼歯まで）の様相.

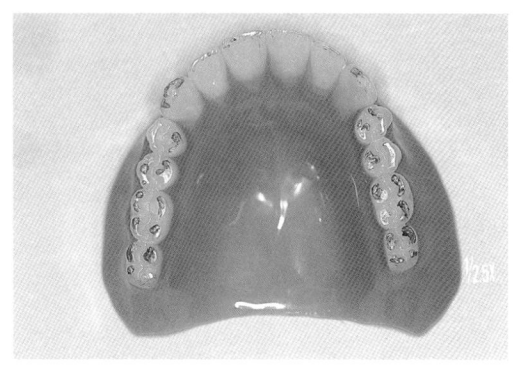

図1-6 フルバランスドオクルージョンの全部床義歯（上顎）.

して，後方の小臼歯，大臼歯が接触するように変化する場合もある（図1-3～5）．また，補綴装置の保護の目的であえて犬歯以外の後方歯に負担を分散させる設計を取る場合もある．

c．フルバランスドオクルージョン

　総義歯の安定のためにギージーが考案した咬合接触様式で下顎の運動時に作業側の咬合接触だけでなく，平衡側も咬合接触が保たれる．つまり下顎の前後左右の動きに対応してすべての人工歯が接触滑走するようにプログラムされた咬合接触様式である．これにより作業側で機能的な力が加わっても義歯が転覆する力を平衡側

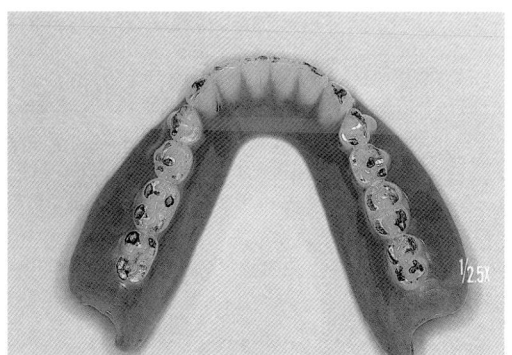

図1-7 フルバランスドオクルージョンの全部床義歯（下顎）．

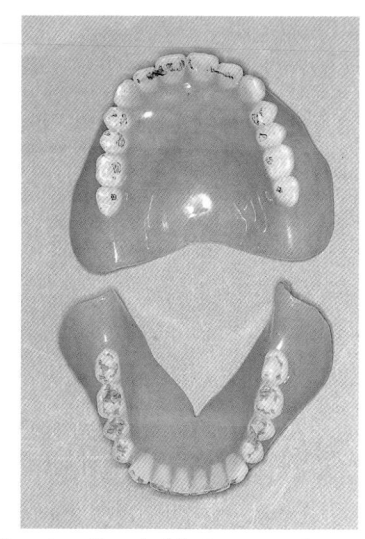

図1-8 リンガライズドオクルージョンの全部床義歯．咬合接触が上顎舌側咬頭に集中．

で受け止めることができ，結果的に義歯の維持安定が保たれる．逆に，この咬合接触様式が崩壊すると義歯の維持安定が不良となり義歯がはずれやすくなる（**図1-6，7**）．

d．リンガライズドオクルージョン

フルバランスドオクルージョンの咬合接触を減少させて咬合力を舌側に働くように考案された咬合接触様式である．咬合力を舌側に働かせることにより義歯の転覆を防止し，さらに咬合接触点を少なくすることにより咬合調整をシンプルに，接触点での咬合力を集中させることができる（**図1-8**）．

e．咬合性外傷（歯周組織との関連）

上下歯の咬合力が歯周組織の生理的限界を超えた場合に，歯周組織に外傷性の損傷を起こす場合がある．中心咬合位における早期接触やガイド（誘導要素）に加わる側方力などの応力が生理的限界を超えないように天然歯や補綴装置に与える咬合様式を検討しなくてはならない．咬合性外傷による歯周組織のダメージを回復するためには口腔衛生指導などの口腔管理はもとより，精密な咬合診断に基づいた早期接触の除去，側方力の軽減などの処置を行い，場合によっては隣在する歯との連結などにより歯根膜表面積の増加をはかる．

また，夜間のブラキシズム（歯ぎしり）などの予防にナイトガードの装着を検討する．

C．対合関係

上下歯列の向き合う位置関係で通常は上顎歯列が下顎歯列を被蓋する．不正咬合の一種として被蓋関係が逆になる反対咬合や前歯部が切端部で咬合する切端咬合などがある．歯の喪失により歯列弓が顎堤の状態になると，顎堤同士が向き合う対合関係となる．一般的に上顎の顎堤は水平的に歯槽骨の吸収が進行し顎堤弓が水平的に縮小し狭窄する傾向を示すのに対して，下顎は垂直的に歯槽骨の吸収が進むため顎堤弓は水平的にはあまり変化しない．これにより無歯顎などの顎堤の対合関係は有歯時に比較して下顎が広く上顎が狭くなる傾向を示し，とくに臼歯部での逆被蓋（反対咬合）になりやすい．これに対応するために有床義歯では人工歯の交叉咬合排列などを行う場合もある．

D．顎堤

歯が喪失した後の付着歯肉で覆われた土手状

の部分，ブリッジのポンティックや義歯床で覆われて，咬合力を分配したり維持力を発揮する．通常，角化した歯肉粘膜で覆われた不動性の部分であるが，病的な状況になると可動性の高いコンニャク状顎堤(フラビーガム)，良性腫瘍である義歯性線維腫や，細菌感染による口内炎，機械的刺激による褥創性潰瘍などの病変がみられることもある．これらの粘膜疾患に対しては粘膜治療(ティッシュコンディショニング)が主に行われる．これは軟性のレジンによる一時的なリライニングで，粘膜に対するストレスの軽減と粘膜調整材に含まれるアルコールによる抗菌作用により粘膜の疾患を軽減，治療するものである．

顎堤の対合関係は咬合力を顎に伝達する方向を定める基本となるので，とくに有床義歯の設計，製作に重要なポイントとなる．基本的には喪失した歯の位置を再現することが重要であるが，補綴装置の機能的配慮のために元の位置より舌側，口蓋側に狭まったり部分的に顎堤からはずれる位置に人工歯を排列しなくてはならない場合もあり，補綴学的にきわめて困難で重要なポイントである．

義歯床内面と顎堤との適合状態を診断するために適合診査材を利用する．適合診査材にはシリコーンラバー系のフィットチェッカーとクリーム状のPIPなどの材料が一般的に用いられる．それぞれの材料の取り扱いについて十分理解して使用する必要がある．

E. 下顎運動と下顎位

a. 中心咬合位

上下の歯が最大接触するときの下顎の位置であり，三次元的な一点に定まる．このポジションから咀嚼運動や発音，嚥下などの機能時の運動が開始される重要なポジションである．このため，あらゆる補綴装置の製作のための基本となる位置である．すべて歯が喪失した無歯顎の状態では口腔機能の特徴を利用して，機能面から逆に中心咬合位を定める．

b. 偏心位(下顎前方位，左右側方位)

中心咬合位から前後左右に運動したときの下顎位で，この運動と下顎の開閉運動を組み合わせて，すべての下顎の運動が行われている．補綴治療では患者の下顎運動を咬合器上に再現するために中心咬合位と偏心位のチェックバイトを採得し咬合器の調節を行い咬合の診査，診断，補綴装置の設計，製作の参考にする．

c. 下顎運動

下顎限界運動を横から観察すると三ケ月状，バナナ状の形態となる．これをポッセルトフィギュアという．同じように水平面から観察すると菱形の形状となり，これを利用して無歯顎の下顎位を決定する(ゴシックアーチ描記法)．前方から観察すると，すもうの行司が持つ軍配のような形状となり，この形状から顎運動機能の診断にも活用されている．これらの下顎の前後左右開閉，すべての運動範囲の限界を下顎限界運動路という(図1-9,10)．日常生活ではこの運動範囲内での習慣性の運動が行われ顎口腔系の機能が営まれている．

d. 咬合記録，チェックバイト

上下顎の位置関係を立体的に記録し咬合器上に再現し補綴装置を製作したり，診断を行ったりする．中心咬合位の記録(チェックバイト)と偏心位の記録(チェックバイト)を用いて，咬合器の調節を行い，患者の下顎運動の再現を行うことができる．これにより咬合器上で適正な咬合接触関係を確立することが可能となる．咬合記録材としてはワックス，シリコンラバー，石膏，ユージノールペーストなどが用いられる．これらの材料を上下歯列の間に介在させて，硬化させることにより，位置関係の記録を採得する．

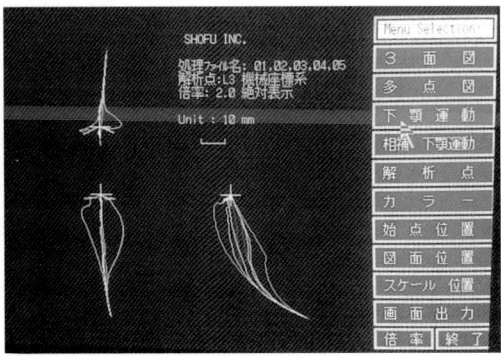
図1-9 下顎限界運動路の観察(矢状面,水平面,前頭面).矢状面の形態がポッセルトフィギュアと呼ばれる.

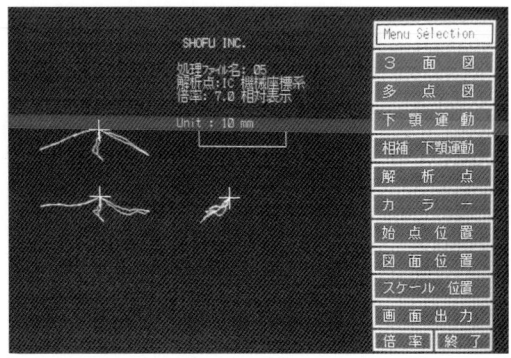
図1-10 下顎の左右および前方運動の経路の観察(矢状面,水平面,前頭面).水平面上の図形をゴシックアーチと呼ぶ.

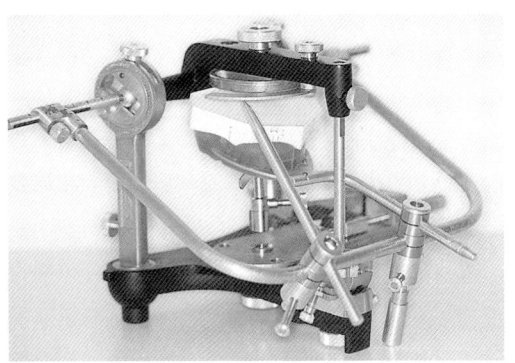
図1-11 咬合器と作業模型,咬合床,フェイスボウの関係.これにより患者の顎関節と口腔内の位置関係を咬合器上に再現できる.

e. フェイスボウトランスファー

顎関節と歯列の位置関係を立体的に記録し咬合器上に再現するための道具,患者の頭顔面に装着し顎関節と歯列の位置関係を記録する.これにより咬合器上での運動経路は実際の患者の運動を再現することができる(図1-11).

f. 基準平面

1)咬合平面

下顎中切歯切縁と左右第二大臼歯遠心頬側咬頭を結んでできる平面を咬合平面とする.この平面は歯列の欠損状態を補綴装置で回復したり,咬合接触関係の診断のための基準として活用される.

2)フランクフルト平面

左右の眼窩下点と左右の耳の穴を結んでできる平面,解剖学的な基準となる平面で生体の計測,レントゲン撮影などの基準として活用される.

3)カンペル平面

鼻翼下縁と左右の耳珠上縁を結んでできる平面,補綴学的平面とも呼ばれ咬合平面に平行となることから,仮想咬合平面の決定に利用される.

g. 咬合器

上下の歯列模型を装着し患者の下顎運動を再現する器具,この上で補綴装置を製作したり咬合関係の診断を行ったりする.種類としては,開閉運動のみによる平線咬合器,ヒトの顎口腔系における解剖学的平均のサイズを与えた平均値咬合器,各自固有の顎口腔系のパラメーターをほぼ調節可能な半調節性咬合器,個人における固有の下顎運動を完全に再現する全調節性咬合器などがある.通常の補綴治療では平均値咬合器,半調節性咬合器などが多用される.その他に補綴装置の修理,製作などに適した特殊な咬合器も存在する.

F. 咀嚼運動

〈咀嚼運動，習慣性開閉口運動〉

　食べ物を咀嚼したり会話時に運動する範囲をいう．食品を咀嚼するときに下顎の動きを前方から観察すると単に顎を上下させるだけでなく，左右のどちらか一方に偏って回転するような動きを行い，時々その偏りが逆転する．この偏る方向が習慣性咀嚼側であり，その人が普段，主に食品を咀嚼する側である．この運動を横から観察すると下顎限界運動の範囲内で中心咬合位に向かって開閉運動が行われる，これが習慣性開閉口運動である．

　下顎が左右に運動するときに運動する方向の半側を作業側といい，その運動を作業運動という．それに対して反対側を平衡側という．

G. 歯の喪失に伴う口腔の変化

　何らかの理由で歯が喪失した場合，形態変化としては歯根部に相当する粘膜の治癒と伴に歯槽骨の吸収が起こり，鞍状の顎堤形態になる．対合する歯は咬合接触を失い挺出し咬合平面が乱れる．歯列弓は連続性を失い，生じた空隙を閉じるように近遠心の歯が傾斜移動を起こし接触点が離開する．これにより咬合接触関係が変化し場合によっては外傷性咬合の状態となる．また，歯列の乱れにより口腔の清掃状況が変化しこれにより，カリエスや歯周病のリスクが増加する（**図 1 -12**）．

　機能的変化としては，喪失歯が前歯部の場合には発音障害が起こり明瞭な発音ができなくなる．それと伴に前歯部は外観にふれるので審美的な障害も起こり，口を開けて笑えない，他人に会いたくないなどの心理的な障害を起こすこともある．

　歯の喪失に伴い咬合接触が失われることになるので，いわゆる咀嚼効率が低下する．以前と

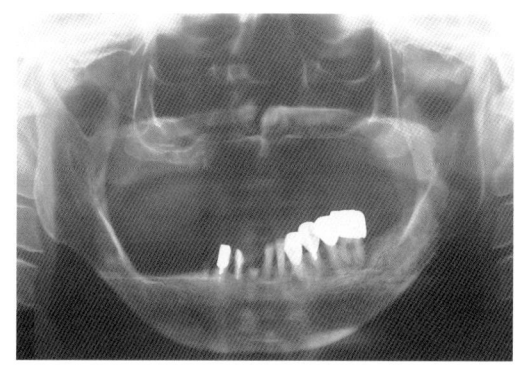

図 1 -12 多数の歯を喪失した口腔のエックス線写真．歯の喪失後の顎骨の吸収変化などが著明．

同じように食事をするには，時間をかけてより多く咀嚼しなくてはならなくなる．また，咀嚼効率の低下は消化器系の負担を増加させ，同時に残存する歯の負担も増加する．

　多数の歯が喪失すると下顎の支え，いわゆる咬合支持が失われる場合もある．このような場合には下顎の位置が定まらず，咀嚼，発音はもとより嚥下機能にまで障害を及ぼすこともある．また，中枢系にまで影響が及ぶと不随意な運動などが生じる場合もあり，ほかにも全身的な影響があることを知られている．

H. 歯の喪失に伴う顎関節の変化

　歯が喪失すると咬合平面や咬合接触関係，場合によっては下顎位にまで影響が及ぶ．顎関節における関節頭と関節窩の位置関係にズレを生じることがあり，この状態が生理的限界を超えると顎機能異常（顎関節症）として，運動障害，疼痛，雑音などの症状を訴える．

　歯の喪失と増齢的変化により関節結節の吸収が起こり結節の高さが低下する．これにより相対的に関節窩のくぼみが浅くなり，関節の可動範囲が広くなる．これにより下顎の運動方向が変化する．

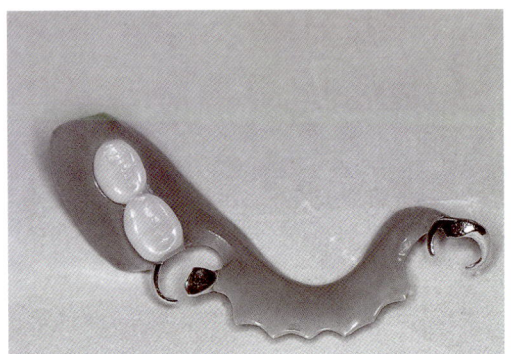

図1-13 下顎の片側遊離端義歯で欠損側と反対側にもクラスプ，レストを配置．

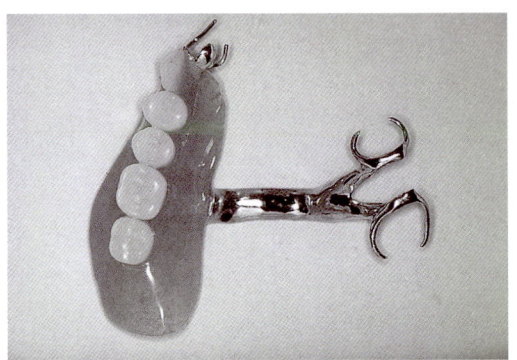

図1-14 上顎の片側遊離端義歯で反対側にクラスプ，レストを配置して連結子(パラタルバー)で一体化した部分床義歯．

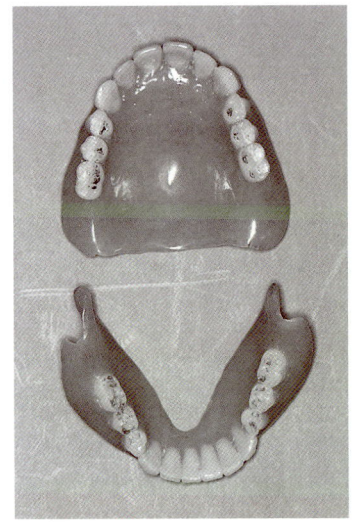

図1-15 両側性平衡咬合を与えた全部床義歯．

義歯(局部床義歯，パーシャルデンチャー)は維持装置(主にクラスプ)により残存歯に固定される．欠損部位が分散している場合には連結装置により義歯を一体化する．欠損部には人工歯が排列され義歯床を通じて機能圧を顎堤に伝達する．その他の構成要素として，咬合圧を分配するレストシート，着脱方向を規制するガイドプレーンなどがあり，これらが一体となって部分床義歯を構成する(図1-13，14)．

歯がすべて失われた場合には全部床義歯(総義歯，コンプリートデンチャー，フルデンチャー)が適用される．総義歯の維持力は粘膜との吸着による．人工歯から加わる機能圧は義歯床を通じて顎堤に伝達される．機能時に義歯が安定して維持されるために特殊な咬合接触関係を与える必要がある(図1-15)．

歯が残存していても歯冠部が失われている場合には残根上義歯(オーバーデンチャー)が適用される．これは残存する残根の上を義歯で覆うような形態の義歯である．これは歯根を保存することにより顎堤の吸収変化の予防と歯根膜受容器の保存による口腔感覚の維持，残根を利用して維持力，支持力を分担させることを目的に設計される．また，残根状態とすることにより，義歯を通じて加わる機能圧の力点が根尖方向に

1-2．補綴治療の種類

〈補綴装置〉

失われた形態や機能，審美性の状態によって適用される補綴装置はさまざまに異なるが，大きく分けて固定性(歯に合着材などで固定される)補綴装置，可撤性(自力で着脱可能な)補綴装置の2つに分類される．

A．床義歯(全部床義歯，部分床義歯)

可撤性(自力で着脱可能な)補綴装置であり，歯列の一部が欠損した場合に適応される部分床

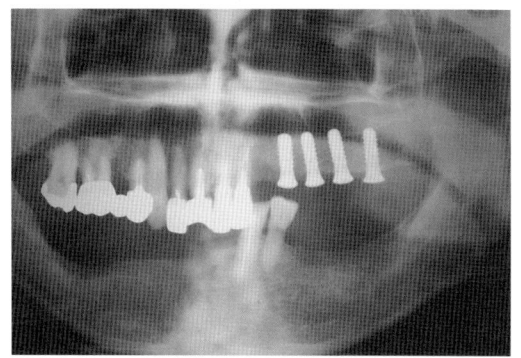
図1-16 左側上顎臼歯部に4本のインプラントが埋入された症例のエックス線写真.

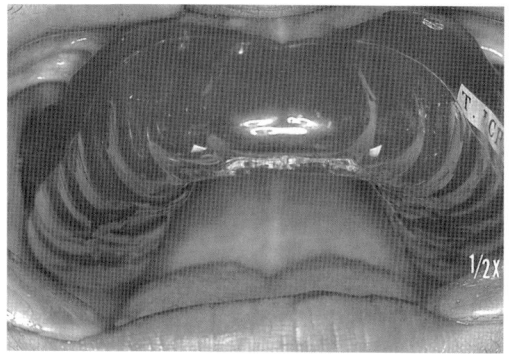
図1-17 スポーツ競技用のマウスガード．ボクシングやラグビー，アメリカンフットボールなどで使用される．

下がり，結果としてクラスプなど歯冠部に直接加わる応力に比較して歯根部への負担は軽減される．

B．冠・橋義歯(クラウン・ブリッジ)

歯冠の一部が失われた場合には歯冠補綴装置が適用される．種類としては全部被覆冠，一部被覆冠，歯冠継続歯などがあり，全部被覆冠の中には全部鋳造冠，ポーセレンジャケット冠，レジンジャケット冠，陶材焼付鋳造冠，レジン前装鋳造冠などの種類がある．

歯が歯列の中で部分的に失われた場合にはブリッジ(橋義歯)が適用される．ブリッジの支台装置には歯冠補綴装置が適用され，欠損部位には橋体(ポンティック)が連結される．連結部には連結装置が配置される．橋体(ポンティック)に加わる機能圧は連結装置から支台装置に伝達され支台歯が負担する．

C．インプラント義歯

その他，失われた歯の代わりにインプラント(人工歯根)が適用される場合もある(図1-16)．最近では歯根に類似した形態(ルートフォーム)で骨と一体化して治癒する(オッセオインテグレーション)タイプのインプラントが主流である．この場合の補綴装置はインプラントシステムに組み込まれたパーツによって設計製作される場合が多い．装置としてはクラウン・ブリッジの応用，あるいはオーバーデンチャーなどの形態に類似する場合が多い．

D．その他の補綴装置

顎関節の機能が損なわれた場合には顎関節症の治療が行われ，治療装置としてオクルーザルスプリント，バイトスプリントなどの装置が適用される．その他に歯ぎしりを予防するためのナイトガード，スポーツ競技用のマウスガードなどの装置がある(図1-17)．

1-3．補綴治療の実際

有床義歯の治療ステップについて，診療室の流れと技工室における製作過程を関連づけて把握することがきわめて重要である．この連携が不十分であれば治療過程が進行しなくなってしまうこととなる．また，治療途中で技工物などが診療室と技工室を往復することになるため，感染予防に十分配慮しなくてはならない．中間製作物の中には過熱できない材料，乾燥，薬物などの消毒に伴う取り扱い方法にも配慮する必要がある．

A. 部分床義歯

診療室	技工室
診査診断(スタディモデルの印象)	スタディモデルの製作
	個人トレーの製作
前処置(レストシート，ガイドプレーン)	
印象採得(精密印象，機能的印象)	作業模型の製作
	咬合床の製作
咬合採得(中心咬合位の決定)	咬合器装着
(フェイスボウトランスファー)	人工歯排列
	メタルフレーム製作
試適	蠟義歯の埋没重合，完成
装着，患者指導(口腔衛生，義歯清掃法，着脱法)	
経過観察，予後管理，リコールメンテナンス	

B. 全部床義歯

診療室	技工室
診査診断(スタディモデルの印象)	スタディモデル製作
	個人トレーの製作
前処置(粘膜調整，咬合調整)	
印象採得(機能的印象)	作業模型の製作
	咬合床の製作
咬合採得(咬合高径の決定，中心咬合位)	咬合器装着
(フェイスボウトランスファー)	ゴシックアーチ記録床製作
咬合採得(水平的下顎位の決定)	人工歯排列
(ゴシックアーチ描記チェックバイト法)	
試適	蠟義歯の埋没重合，完成
装着，患者指導(口腔衛生，義歯清掃法，着脱法)	
経過観察，予後管理，リコールメンテナンス	

C. 顎関節症に対する治療の実際

a. 診査診断

通常の視診，問診に加えて下顎の運動状況を把握するために開口量を測定したり，限界運動路を描記したりする．運動時の顎関節部の触診，聴診を行い病状を把握する．顎運動に関連する筋の触診を行い機能障害の程度を把握する．顎関節の解剖学的形態の把握と関節とその周囲の病状の把握のためにエックス線写真を撮影する．急性症状の緩和のために筋弛緩薬，鎮痛剤の投与などの薬物療法が併用される．

b. スプリント療法

顎関節の緊張緩和と咬合接触状態によるストレスを遮断しリラクゼーションを計る目的で種々の形態の可撤性スプリントが適用される．スプリントには次のような種類があり，病状に応じて選択される．

c. 全歯列接触型スプリント

歯がすべてスプリントに点で接触し偏心運動時には犬歯部のみがガイドし，他の歯は離開するように調整されたスプリントで，通常は上顎に装着し，夜間就寝時に使用する．

d. スタビリゼーションスプリント

全歯列接触型と類似しているが，咬合時のストレスを減少させることを主目的としてガイドの設定や中心咬合関係などを配慮したスプリントで，上顎に装着し，夜間就寝時に使用する．

e. リポジショニングアプライアンス

顎関節の関節円板(軟骨)の転移を修正する目的で使用されるスプリントで，円板の転移を起こさない範囲に顎位を規制し，円板転移による症状の軽減を計る目的で使用される．

f. ピポット型スプリント

顎関節症の中でもクローズドロックなどのような関節円板の前方転移に対して適用されるスプリントで，関節空隙が拡大されるように，臼歯部咬合面に支点を与えたスプリント．

これらのスプリントなどを用いて初期症状の軽減あるいは治癒を計り，状況が改善された後に主病因を精密に診断し咬合治療などにより原因療法を行う．しかし，顎関節症についてはその病因は咬合異常に起因するものだけではないので十分な病状の分析と診断に基づいた治療を行う必要がある．

スプリント使用中の口腔衛生指導，開口障害が発現している状況での口腔衛生指導など通常のケースとは異なり，困難な場合が多く十分な配慮が必要である．同時に開口訓練や下顎運動の訓練なども補助的な療法として指導する場合もある．

第2章
床義歯の構成

2-1. 床

有床義歯における義歯床の役割は機能時の応力を顎堤粘膜に伝達する，義歯の維持安定に機能する，人工歯，維持装置などの義歯の構成要素を一体化する，失われた口腔軟組織の形態を回復し審美的，機能的回復をはかることである．床用材料としてプラスチック系の材料では，加熱重合レジン，常温重合レジン，射出成型レジン，金属材料としては金合金，コバルトクロム合金，チタン合金などが使用される．

2-2. 人工歯

有床義歯では失われた歯のかわりに既製品の人工歯を使用する．人工歯の材料としてはレジン歯，陶歯，硬質レジン歯，金属歯などがあり，臼歯部ではそれぞれ咬頭傾斜角度により0度人工歯，20度人工歯，30度人工歯などがある．前歯部では形態的にO型T型S型などと，その中間形態があり，色調やサイズのバリエーションがあるので，患者個人の状況に応じてシェードガイド，モールドガイドによって選択することとなる（図2-1）．

2-3. 維持装置

維持装置とは義歯を口腔内に固定するための装置で，通常は必要に応じて着脱可能なように設計される．部分床義歯（局部床義歯，パーシャルデンチャー）では可撤性維持装置として各種クラスプ，アタッチメント類が用いられる．歯が

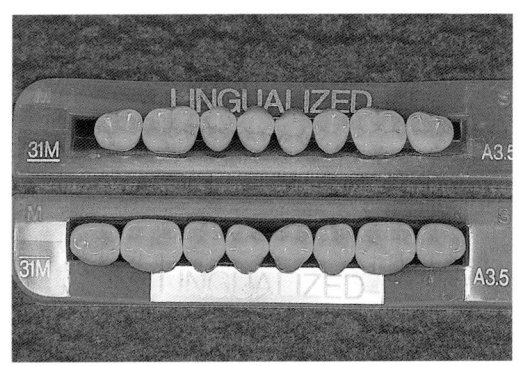

図2-1 全部床義歯で用いられる人工歯の一例．

すべて喪失する無歯顎では全部床義歯（総義歯，コンプリートデンチャー，フルデンチャー）維持を求める歯が存在しないため，維持力は義歯床の辺縁封鎖による物理的な吸着力にたよることになる．

A. クラスプ

クラスプは維持歯の形態を利用して，維持力を発揮させる．形態的に歯を取り巻くような形態（単純鉤，エーカース鉤），棒状の形態（ローチ鉤）などの種類がある．また，製作方法や材料によって，屈曲型クラスプ（ワイヤークラスプ），キャストクラスプ（鋳造鉤）がある．

クラスプの役割は維持に関する部分であるが，通常はクラスプに一体化して支持装置であるレスト，着脱方向を規制するガイドプレーンなどの形態を付与して使用するケースが多い．義歯の着脱には指でクラスプ部を利用して行うこと

が多いが，アタッチメントなどを利用した場合には着脱専用のノブを設定する．

B．アタッチメント

クラスプは設置される歯の表面に露出するため部位によっては審美的に障害となる場合がある．また，特殊な条件によりクラスプを設定できないようなケースもある．そのような場合にはクラスプに代わる維持装置としてアタッチメントを使用する．アタッチメントは通常既製品でクラウンに一体化して用いられる歯冠外アタッチメント，歯冠内アタッチメント，根面上に設置されるスタッドアタッチメント，バーアタッチメント，特殊なものとしては磁性アタッチメント，スイングロックアタッチメントなどの種類がある．いずれのアタッチメントも維持装置としての機能だけでなく支持，安定に同時に寄与するように設計されている．また，クラスプとは異なり各々の装置によって着脱方法に工夫がなされている（図2-2）．

2-4．連結装置

連結装置は義歯を構成するさまざまな装置や離れた欠損部を連結して一体化し，義歯の強度を高めるための装置である．また一体化することにより，義歯全体としての安定性や維持力を増加させ，残存歯や顎堤に加わる応力を分散，軽減することができる．

A．リンガルバー

下顎に使用される連結装置であり，鋳造あるいは既製のバー材の屈曲により製作される．形態は棒状（バー形態）で両側にまたがって維持装置や床を連結し一体化するための装置．その他の連結装置としてはリンガルプレート（板状），ケネディバー，ラビアルバーなどの種類がある．

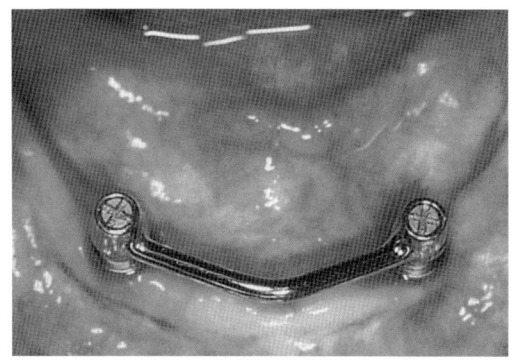

図2-2　下顎の2本のインプラントを連結する形態のバーアタッチメントで，義歯の内面にバーアタッチメントを把持する装置が組み込まれる．

B．パラタルバー

上顎に使用される連結装置であり，鋳造あるいは既製品の屈曲により製作される．形態は棒状（バー形態）で両側にまたがって維持装置や床を連結し一体化するための装置．その他の連結装置としてはパラタルストラップ（帯状），パラタルプレート（板状）などの種類がある．

2-5．床義歯の補修

補修には口腔内で直接行う直接法と印象を採って作業模型を製作し模型上で行う間接法の2種類がある．床部分や人工歯部の部分的な補修は直接法によっても補修可能であるが，規模の大きな補修や金属部分のろう付けなどが必要なケースでは間接法によって行われる．

部分的な床の破損，破断，人工歯の破損，脱落などに対しては義歯の一部を削除して，新材料で追加補修を行い，研磨完成し口腔内に装着する．装着後には破損の原因について検討し義歯の取り扱いについて指導を行う．

A．リベース，リライイニング

顎堤の吸収などにより床内面が不適合になった場合には床内面を補修して再適合を計る（図

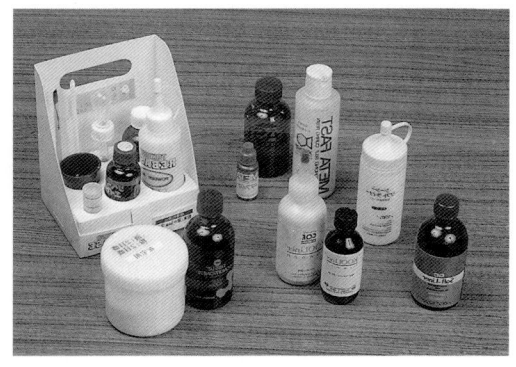

図2-3 リライニング用の専用材料.

2-3).床縁より内側の範囲を補修する場合にはリライニングを行う.直接法ではリライニング用の常温重合レジンを義歯内面に入れて,口腔内に装着し咬合圧下で内面を再適合させ,硬化前に取り出し,口腔外で完全硬化させ研磨完成する.間接法では義歯内面に印象材を入れて口腔内で咬合圧下で硬化させ,作業模型を製作し模型上でレジン部分の補修を行う.リベースは床縁を越えて床の大部分を補修する方法であり,通常は間接法によって行われる.再適合後の義歯床には適切なリリーフが与えられていないため,加圧部位が生ずるので,新義歯の装着時に準じて義歯調整を行う必要がある.

第3章
歯冠補綴・橋義歯補綴

3-1. 歯冠補綴

歯冠補綴(クラウン)には，歯の近遠心隣接面，頬舌側面および切縁，あるいは咬合面のすべてを被覆する全部被覆冠と，いずれかの健全な歯面を残した一部被覆冠，歯冠の一部を主として充填修復するインレー，アンレー，そして根管に挿入した合釘を維持とする歯冠継続歯がある(表3-1).

A. 全部被覆冠

支台歯形成された生活歯の歯冠，あるいは歯内療法(根管処置)後，支台築造し支台歯形成された歯冠を全部被覆するものがある．全部被覆冠(フルベニアクラウン)には，全部鋳造冠(フルキャストクラウン)，ジャケット冠(ジャケットクラウン)，前装鋳造冠(ベニアードクラウン，フェーシングクラウン)の3種類がある．

a. 全部鋳造冠(フルキャストクラウン)

歯冠補綴物の基本であり，構成，製作法について十分理解するためこれまでに学習した歯の解剖用語を復習しておく(図3-1).

〈特徴〉

1) 鋳造冠の中でもっとも保持力，抵抗力が強い.

表3-1 補綴装置の種類

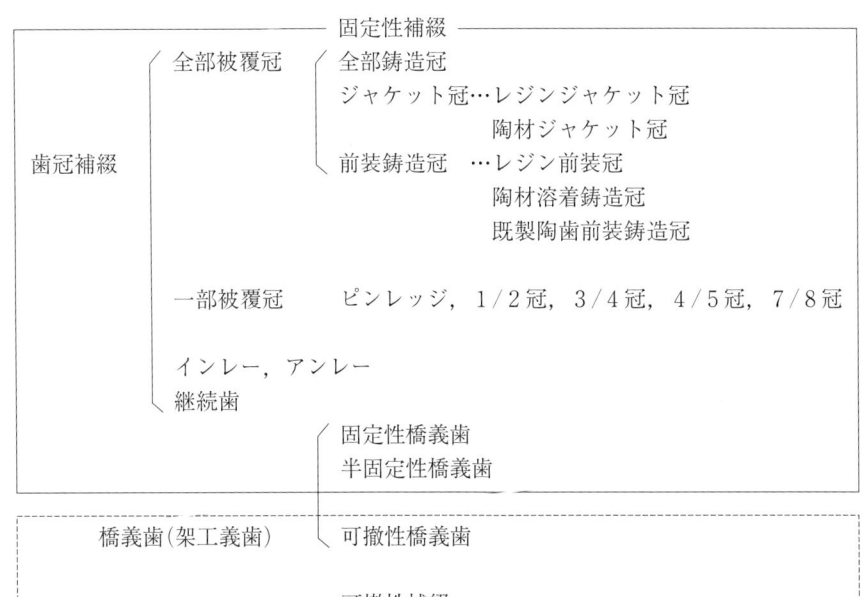

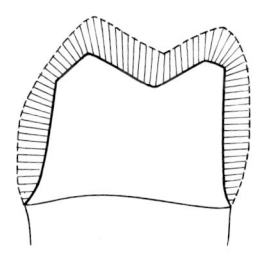
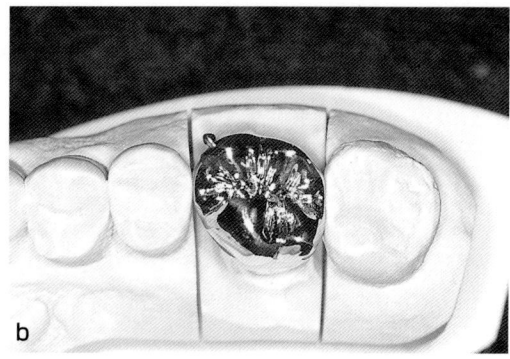

図3-1 全部鋳造冠.

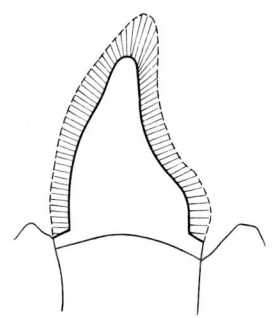
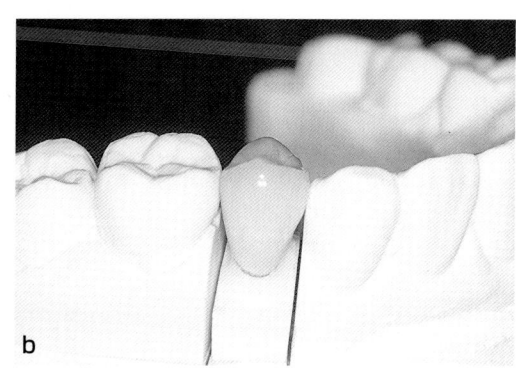

図3-2 ジャケット冠.

2）歯冠の実質欠損が大きく，充塡や一部被覆冠では歯冠形態の回復が困難な歯が適応である．

3）生活歯，失活歯いずれにも応用できる．

4）歯冠の全面を被覆するため必要な形態を付与することができる．また，齲蝕抵抗性が高い．

5）金属で被覆されているため強度は大きく耐久性に優れるが審美的に劣るため小臼歯，大臼歯に用いられる．

その他に，金属冠として金属板を接合して作る帯環クラウン（圧印冠，バンドクラウン）があるが支台歯との適合性の不良などにより現在は応用される頻度は少ない．

b．ジャケット冠（ジャケットクラウン）

主に前歯部に応用され，歯冠を硬質レジン（レジン）や陶材（ポーセレン）単味で被覆し金属を使用しないで製作した冠である（**図3-2**）．

〈特徴〉

1）全部鋳造冠などの金属冠に比べて支台歯切削量がもっとも多い．

2）生活歯，失活歯いずれにも応用できる．

3）強度，耐久性は金属より劣るため咬合圧が強い大臼歯相当部への応用頻度は少ない．

4）審美的に優れおもに前歯部に用いる．

〈種類〉

材料により，レジンジャケット冠（レジンジャケットクラウン），陶材ジャケット冠（ポーセレンジャケットクラウン）の2種類がある．

c．前装鋳造冠（ベニアードクラウン，フェーシングクラウン）

材木を薄い板にし貼り合わせたベニア板のように金属にレジン，あるいは陶材を2層に組み合わせた被覆冠である（**図3-3**）．

第 3 章　歯冠補綴・橋義歯補綴　17

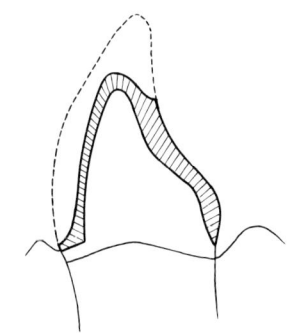

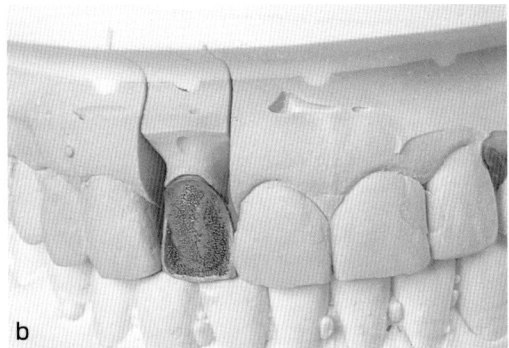

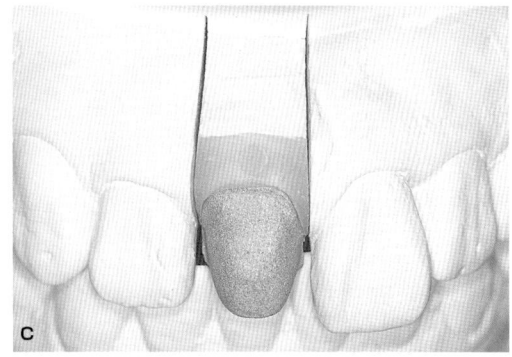

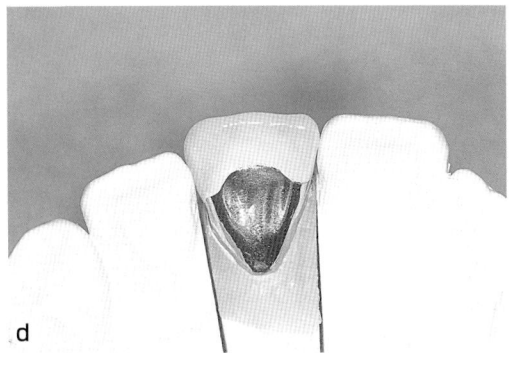

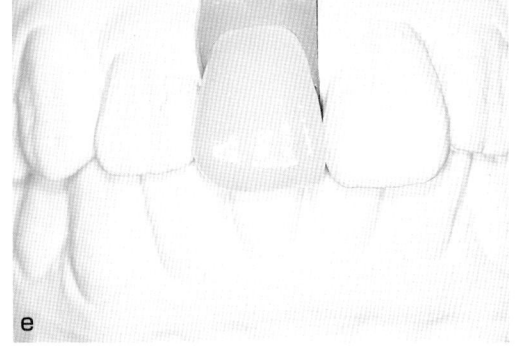

図3-3　a：前装冠．b：前装部が硬質レジンのメタルコーピング．c：前装部が陶材のメタルコーピング．d：完成した陶材溶着鋳造冠の口蓋側面観．e：唇側面観．

〈特徴〉

1）前装部金属と前装材の厚みが必要なため，前装部の支台歯切削量はジャケット冠よりも多くなる．

2）生活歯，失活歯いずれにも応用できる．

3）支台歯を金属で被覆し，審美的に必要な部分に歯冠色のレジン（通常は唇，頰側面），陶材（咬合面も可能）を前装する．

4）審美的に優れすべての部位に応用できる．

〈種類〉

1）レジン前装冠（硬質レジン前装冠）

2）陶材溶着鋳造冠（メタルボンドクラウン，陶材焼付鋳造冠）

3）既製陶歯前装冠（現在応用頻度は少ない）

B. 一部被覆冠（部分被覆冠，パーシャルベニアクラウン）

健全な歯質であることを前提にいくつかの面，もしくは面の一部を被覆せずに残した被覆冠で

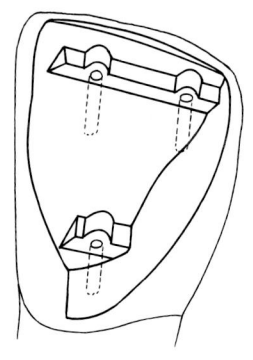

図3-4 ピンレッジ.

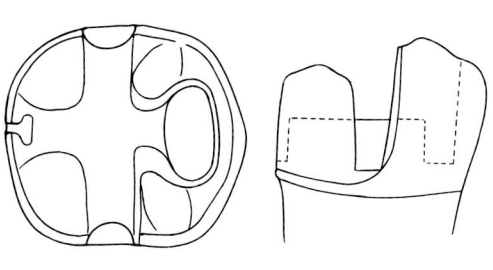

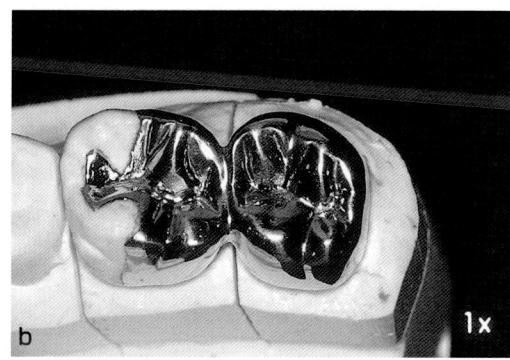

図3-5 1/2冠.

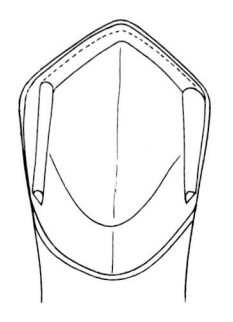
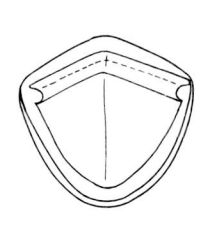

図3-6 3/4冠.

ある.
〈特徴〉
1）全部被覆冠と比較して支台歯切削量は少ないため一般的に歯髄に対する障害は少ない.
2）通常生活歯に応用される．失活歯にも応用される場合もあるが頻度は少ない.
3）審美性（前歯唇面，臼歯頰面），機能性を考慮し歯面を保存することは意義深い．しかし，全部歯冠補綴と比較して支台歯が複雑（グルーブ，ピンなど維持力向上のための形態付与）になる.
4）通常，全部被覆冠よりも辺縁（マージン）が長くなる.
〈種類〉（**図3-4〜8**）
1）ピンレッジ
2）1/2冠（プロキシマルハーフクラウン）
3）3/4冠（スリークォータークラウン）
4）4/5冠（フォーフィフスクラウン）
5）7/8冠（セブンエイスクラウン）

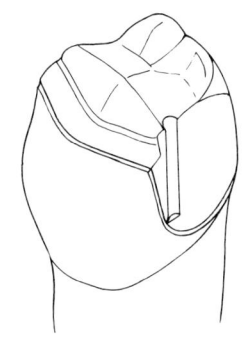
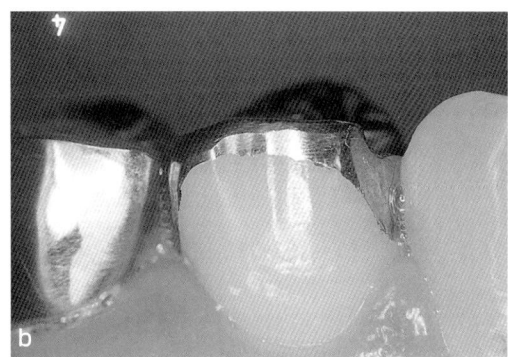

図3-7 4/5冠.

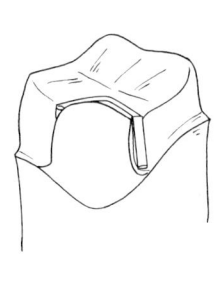
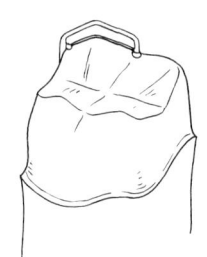
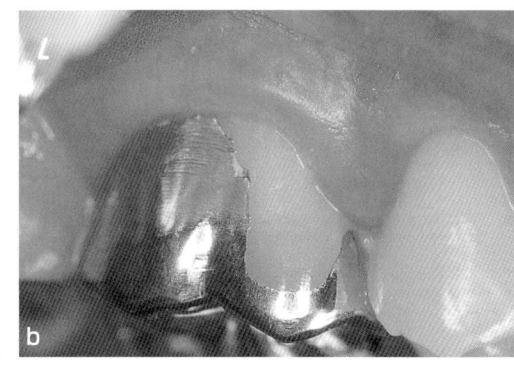

図3-8 7/8冠.

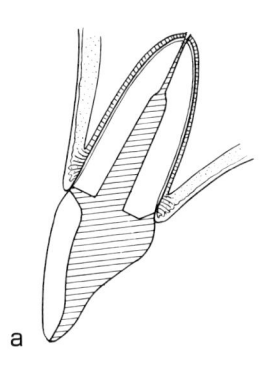
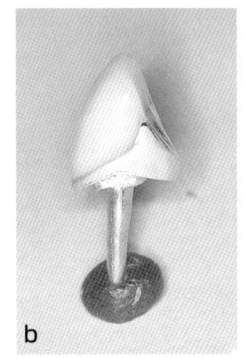
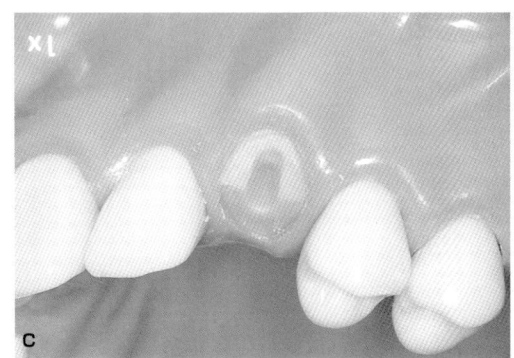

図3-9 a,b：継続歯．c：継続歯の根面形成．

C．歯冠継続歯

「A．全部被覆冠，B．一部被覆冠」のように歯冠部(支台歯)に維持を求めるのではなく歯内療法(根管処置)後の根管部に歯冠補綴物が一体となった合釘(ポスト)を挿入し維持を求める．この相違点について理解する(図3-9)．

〈特徴〉

1）歯冠部と根部が一体となり着脱方向が制限されるため一般的に前歯，小臼歯単独歯修復に応用される．

2）失活歯のみが対象になる．

3）歯冠部にはレジン，陶材，既製陶歯が応用される．

4）補綴物の適合性，再治療の困難性など問

題点がある.

〈種類〉
1）全部レジン歯冠継続歯
2）レジン前装金属裏装継続歯
3）陶歯冠継続歯
4）陶歯前装金属裏装継続歯

3-2．橋義歯補綴（ブリッジ，架工義歯）

1歯から少数歯が欠損した部位を歯冠補綴（クラウン）で橋のようにつなぎ合わせた補綴物である.

頻度的に多く，一般的な形は欠損部両側の天然歯（橋脚歯，支台歯，アバットメント）上の2つの歯冠補綴物（橋脚，支台装置，リテイナー）と欠損の義歯（橋体，架工歯，ポンティック）を連結（連結部，連結装置，コネクター）した装置である.咬合圧を橋脚歯に負担させることが特徴である.

A．橋義歯の構成

1）橋脚（支台装置，リテイナー）

橋脚の補綴物はほとんど被覆冠が応用される.頻度的には少ないが，インレー，アンレーも応用される場合もある.

2）橋体（架工歯，ポンティック）

歯の欠損部に補綴される人工歯である.

3）連結部（連結装置，コネクター）

橋脚と橋体を連結する部分である.

4）橋脚歯（支台歯，アバットメント）

橋義歯を維持する歯であり，生活歯，失活歯ともに応用される（図3-10，表3-2）.

B．橋義歯の分類

a．部位による分類（図3-11）

1）前歯部橋義歯：橋脚には前装冠が応用されることが多い.

2）前臼歯部橋義歯：前歯から臼歯にわたる

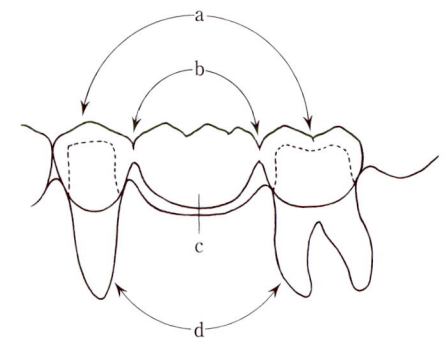

図3-10 橋義歯の構成. **a**：橋脚（リテイナー）. **b**：連結部（コネクター）. **c**：橋体（ポンティック）. **d**：橋脚歯（アバットメント）.

表3-2 橋義歯の分類

部位による分類	①前歯部橋義歯 ②前臼歯部橋義歯 ③臼歯部橋義歯
構成による分類	①中間橋義歯 ②延長橋義歯
維持形態による分類	①固定性橋義歯 ②半固定性橋義歯 ③可撤性橋義歯

ものをいう.

3）臼歯部橋義歯：橋脚には全部鋳造冠，前装冠が応用されることが多い.

b．構成による分類（図3-12）

1）中間橋義歯：橋体の両側に橋脚歯があるものでもっとも一般的である.

2）延長橋義歯（遊離端橋義歯）：橋脚歯の一端に橋体があり，他端は橋脚歯で支持されないもので橋体に大きな咬合圧が掛かるため一般に橋体の近遠心径を小さくする.

第3章 歯冠補綴・橋義歯補綴 21

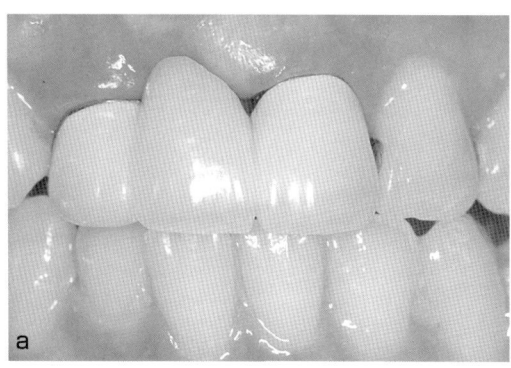
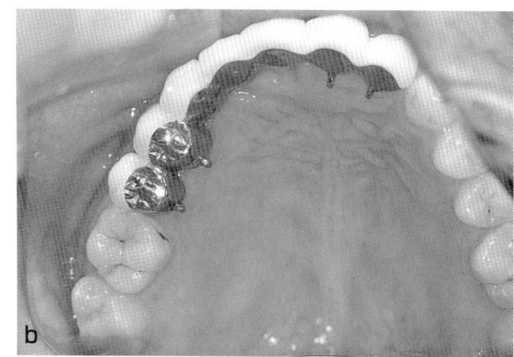
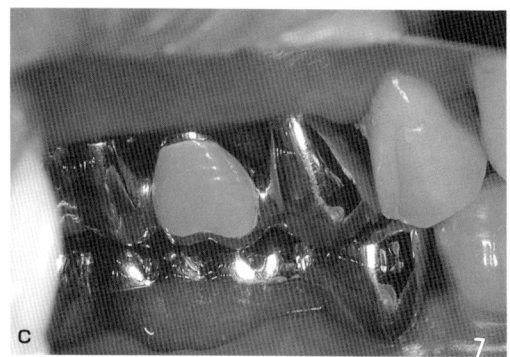

図3-11 部位による分類．a：前歯部橋義歯．b：前臼歯橋義歯．c：臼歯部橋義歯．

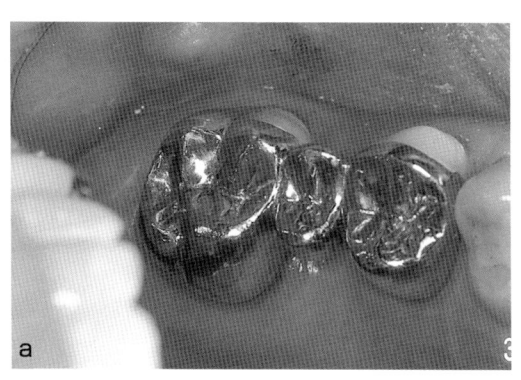
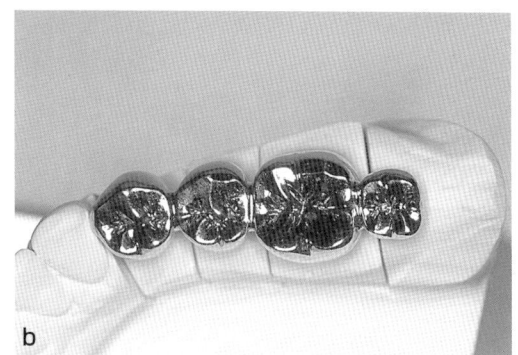
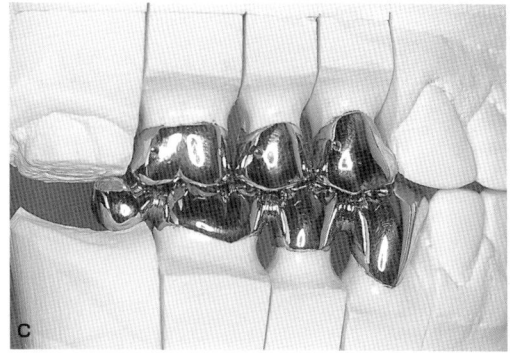

図3-12 構成による分類．a：中間橋義歯．b,c：延長橋義歯．

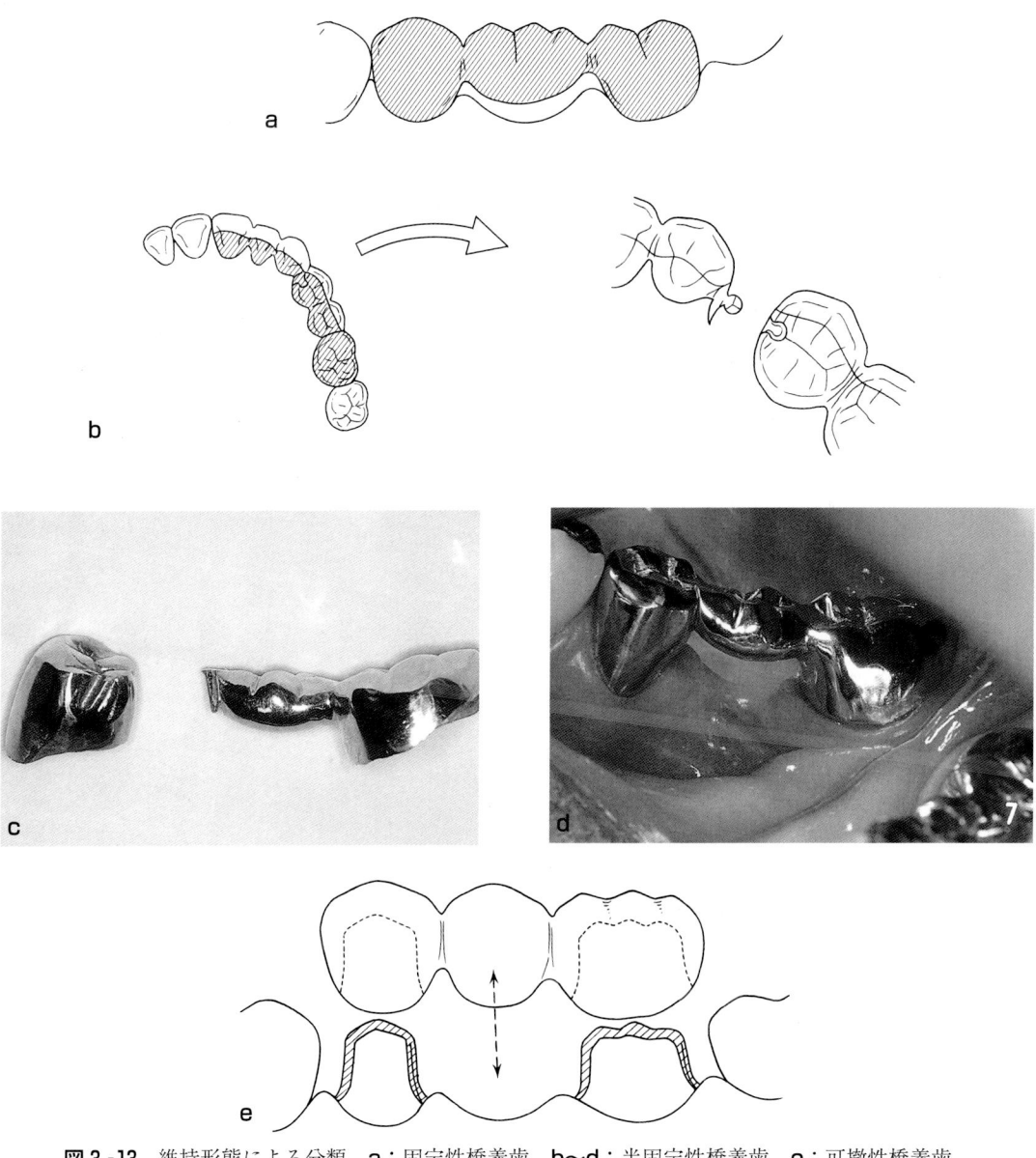

図3-13 維持形態による分類．a：固定性橋義歯．b～d：半固定性橋義歯．e：可撤性橋義歯．

c．維持形態による分類（図3-13）

1）固定性橋義歯：連結部が鑞着あるいはワンピースキャストで作られるため，橋脚と橋体が一塊となっている形態である．橋義歯で最も一般的に応用されている．

2）半固定性橋義歯：橋義歯の場合2か所以上連結部があるが，歯軸の平行性の問題や橋脚歯が3歯以上の場合に中央の橋脚歯（中間支台歯）の保護のためなど，一方の連結部を固定しないキーアンドキーウェイ（既製または自家製のアタッチメント）で連結した形態である．

3）可撤性橋義歯：清掃性，欠損部歯槽骨の形態異常などにより，すべての連結部を固定せず（既製または自家製のアタッチメント），橋体の

第3章　歯冠補綴・橋義歯補綴　23

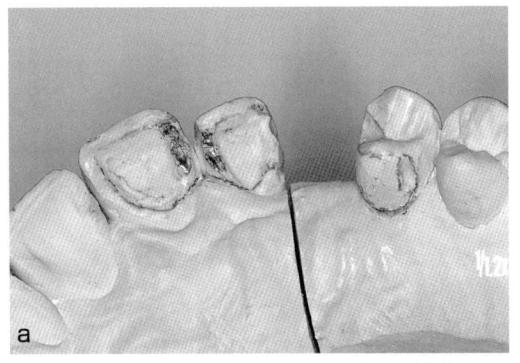
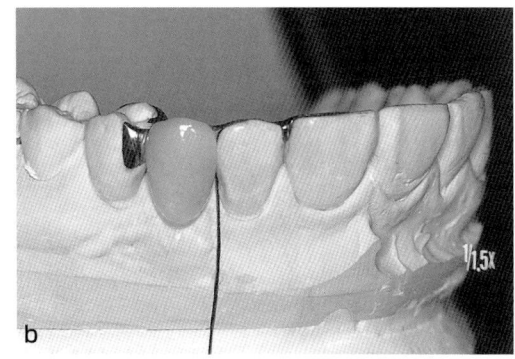

図3-14　接着性ブリッジ．

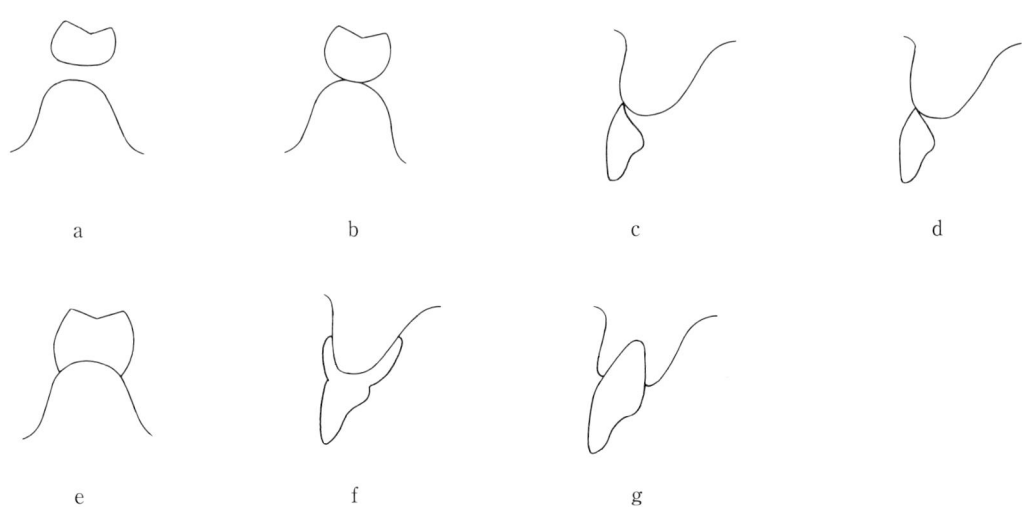

図3-15　基底面形態の種類．a：離底型．b：船底型．c：偏側型．d：リッジラップ型．e：鞍状型．f：有床型．g：有根型．

み，または橋体と橋脚の一部を含めた部分が着脱可能な形態である．

d．接着性ブリッジ（図3-14）

接着性ブリッジは，橋脚歯の支台歯形成の切削量を少なくし（形成面は大部分がエナメル質），歯質を保存するかわりに，維持力の大部分を接着材の接着力に求めるもので，橋義歯の内面と橋脚歯の形成面に歯面処理を施し，接着性セメントで合着する．

C．橋体（架工歯，ポンティック）

橋義歯特有の構成部分であり，橋体の形態は審美性，咬合力，清掃性などについて十分考慮しなければならない．とくに基底面（橋体が顎堤歯肉と接する部分）形態は，上記の考慮点に対応して種々な形態がある（図3-15）．

a．離底型橋体
b．船底型橋体
c．偏側型橋体
d．リッジラップ型橋体
e．鞍状型橋体
f．有床型橋体
g．有根型橋体

第4章
補綴治療時における患者対応

　補綴治療中における患者への対応で，とくに重視しなくてはならないのは，治療期間，回数が多くなりテンポラリー(仮りの治療)の状態が続くことに配慮する．冠橋義歯ではテンポラリークラウン，ブリッジなどの審美性，脱落や破損の危険，ブラッシングなど補綴装置としては不完全な状態が継続する．床義歯では，使用中の義歯を改良して暫間的に治療義歯として使用することも多く，新義歯が完成するまでの期間，さまざまなトラブルや不満に対応するようなケースも少なくない．患者の口腔環境が極端に悪化しないよう継続的な配慮を心がけることが，最終的に補綴治療が完了した後の満足度，口腔ケア，リコールなどの面に反映されてくる．

4-1．一般患者への対応

　一般的な歯科治療で，とくに配慮すべき点では，使用材料の取り扱いがもっとも重要であり，衣類を汚損したり，患者自身に熱傷や外傷を与える危険のある診療行為が行われることを十分に理解して介助することが不可欠である．同様に各種材料を取り扱う場合に，材料を使用するタイミングやそのときの患者の状況などについても注意を払う必要がある．

4-2．高齢者への対応

　一般の患者に対する配慮とともに，高齢であることからコミュニケーション，運動機能，体位，全身疾患などの状況を把握して対応を行う必要がある．同時に介助者などとの連携，車椅子や杖，補聴器などの補助具についても注意が必要である．

4-3．障害者への対応

　障害者に対する配慮では，障害の程度などに応じて対応を変えなくてはならない．

4-4．精神遅滞者への対応

　障害者に対する対応とは異なり，コミュニケーションや不随意運動などに対する対応が必要である．

4-5．在宅，寝たきり者への対応

　診療室とは異なり十分な設備がない場所での処置となることから，衛生管理に十分注意することと，室内の汚染などにも配慮する．実際の治療では必要最小限の器材のみを用意し，緊急時の器材とは別にしておくことが必要である．器材類の配置も診療室とは異なることから，混乱することのないように事前準備が必要である．また，十分なケアを行うための設備などが不十分であるため，在宅介護者への指導，相談などについて外来診療とは異なる(図4-1～3)．

第4章 補綴治療時における患者対応　25

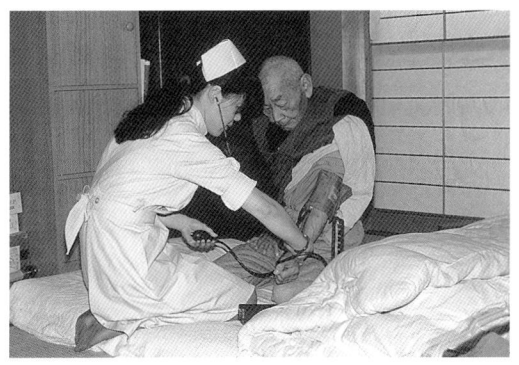

図4-1　在宅診療における術前の血圧測定.

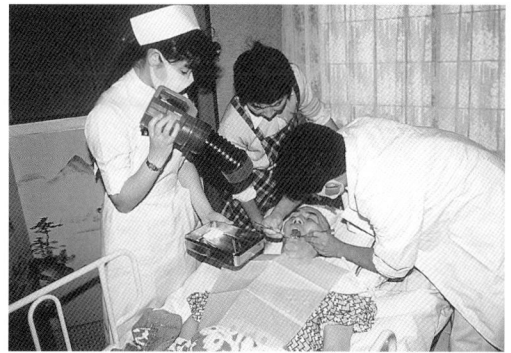

図4-2　寝たきり者における口腔内処置.

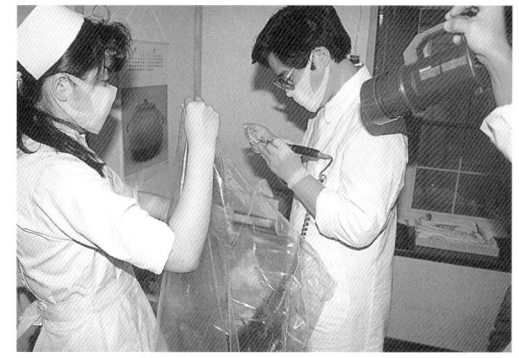

図4-3　補綴装置の切削時.周囲を汚染しない配慮.

第5章
有床義歯補綴の診療補助

　有床義歯の補綴治療では，治療が段階を追って進行することより，床義歯の製作過程と診療との関連について，技工操作と診療の流れを対比し診療時に必要な中間技工物の内容を把握して準備を整えることが重要である．中間技工物は診療室と技工室を往復するため院内感染の予防，各種消毒方法などの知識が重要である．補綴治療時には積極的な診療補助の機会はあまり多くはないが，とくに歯科医師と高齢の患者の間で歯科衛生士のすべきケアは重要である．補綴装置の装着後は天然の口腔環境とは大きく異なるため，患者の口腔衛生指導，食事などの日常生活に関わる部分にまで及ぶことも認識しておかなくてはならない．

5-1．診査診断

　エックス線診査，スタディモデルの印象，残存歯の状態，使用中の義歯などについて主に診査を行い，適切な補綴治療を選択する．スタディモデルの印象からスタディモデルが製作され補綴装置の設計，精密印象に用いられる個人トレーの製作が行われる．

A．各種検査法

a．咬合音検査

　咬合接触時に生ずる歯，補綴装置の衝突音から咬合関係の適否を診査する方法である．デンタルサウンドチェッカーにより衝突音がクリアかにごっているかで診断する方法であるが，科学的根拠に乏しいため，最近はあまり行われない．
　音による診断では顎関節の運動時に生じるクリック音やクレピタスなどを聴診して診断に活用する方法が行われている．

b．ゴシックアーチ

　下顎の限界運動路を水平面上で描記した図形をゴシックアーチという．ゴシックアーチ描記法としては，口腔内で記録する口内法と口腔外で描記させる口外法がある．描記させる装置としては一般的に上顎に描記針，下顎に描記板を設定し，描記板の上を描記針がすべることによって図形を記録する（図5-1，2）．ゴシックアーチの先端はアペックスと呼ばれ，中心咬合位を設定する基準となるため，とくに全部床義歯において多用される．また，下顎の運動記録であるため，顎機能の診断にも活用される．

c．チェックバイト

　顎間関係の記録をチェックバイトと呼ぶが，とくに中心咬合位と偏心運動時の記録を組み合わせて咬合器の調節に利用される．有歯顎はもとより無歯顎でもゴシックアーチ記録装置を利用してチェックバイト記録が行われる．理論としては下顎が偏心運動時に咬合面間に生じるくさび状の空間（クリステンゼン現象）を三次元的に記録して咬合器上に再現する方法である．

d．平行測定法

　橋義歯（ブリッジ）の支台歯形成時などに支台歯の平行性を診査する方法で平行線が引かれた

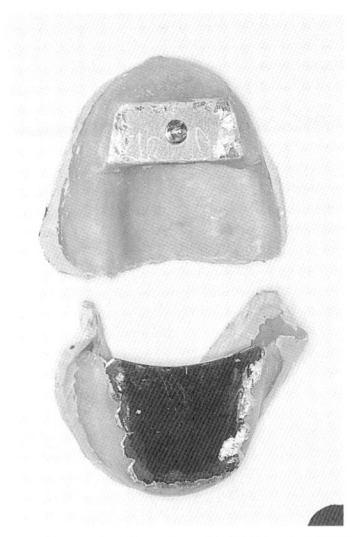

第5章 有床義歯補綴の診療補助　27

図5-1 ゴシックアーチの記録床で上顎にスタイラス(描記針)，下顎に描記板が設定されている．

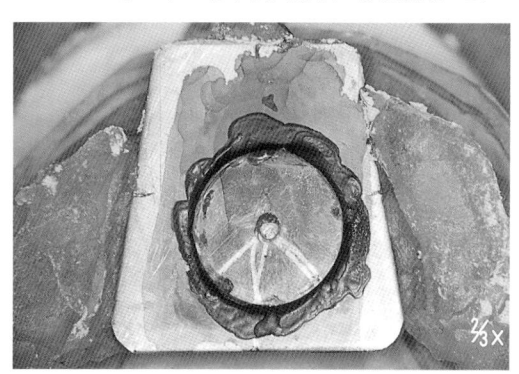

図5-2 下顎の前後左右の運動で描記板に描かれたゴシックアーチ．この先端部(アペックス)を中心咬合位として義歯を製作する．

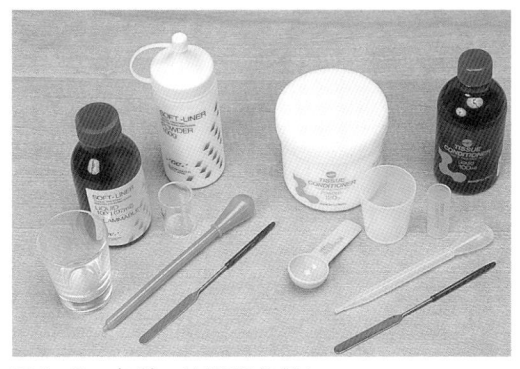

図5-3 各種，粘膜調整材(ティッシュコンディショナー)．

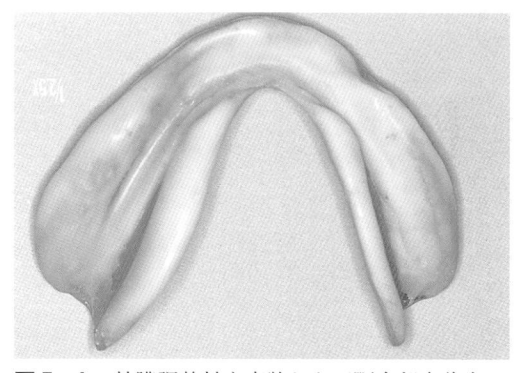

図5-4 粘膜調整材を裏装した下顎全部床義歯．

専用のミラーなどが用いられる．模型上ではサベーヤーを用いて各部の平行性を診断し，補綴装置の装着方向，着脱方向などを診査する．

5-2. 前処置

顎堤粘膜に異常がある場合には粘膜調整(ティッシュコンディショニング)が行われる(図5-3，4)．残存する歯には必要に応じた治療が進められるが，床義歯特有の前処置として，レストシートの形成，ガイドプレーンの付与など，歯冠の形態修正が行われる．また残存歯の負担を考慮した，歯周組織に対する配慮も必要である．顎堤部に義歯の着脱を障害する解剖学的形態がある場合には，歯槽骨整形術，小帯切除術，歯槽堤拡張術などの外科的前処置が行われる．

5-3. 印象採得

補綴装置の製作のために個人トレーを使用した精密な印象採得を行い，作業模型を製作する．

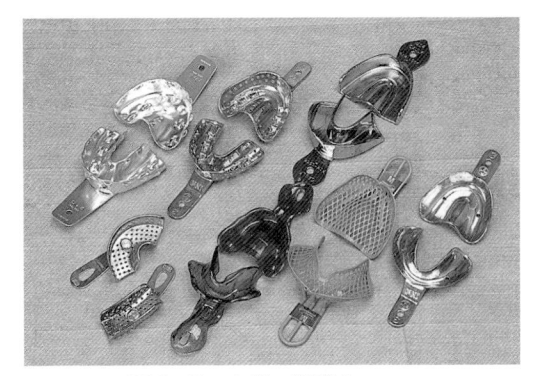

図5-5 各種，既製トレー．

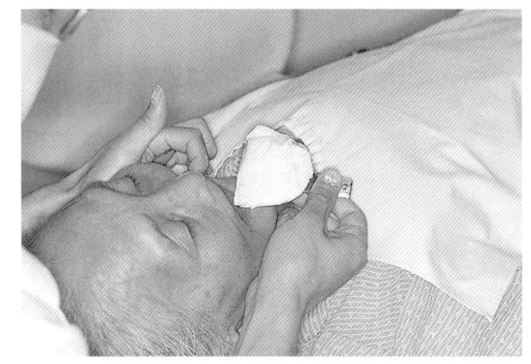

図5-6 概形印象の実際．

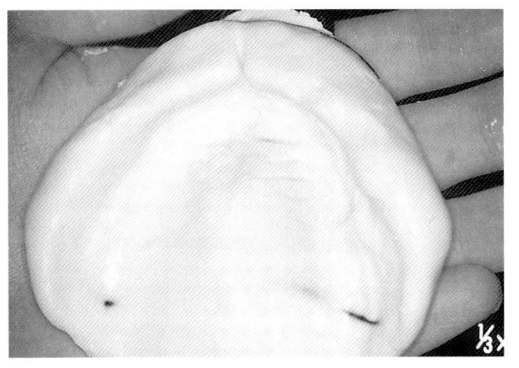

図5-7 既製トレーとアルジネート印象による概形印象．

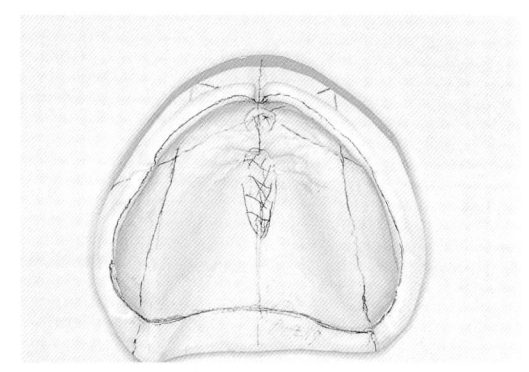

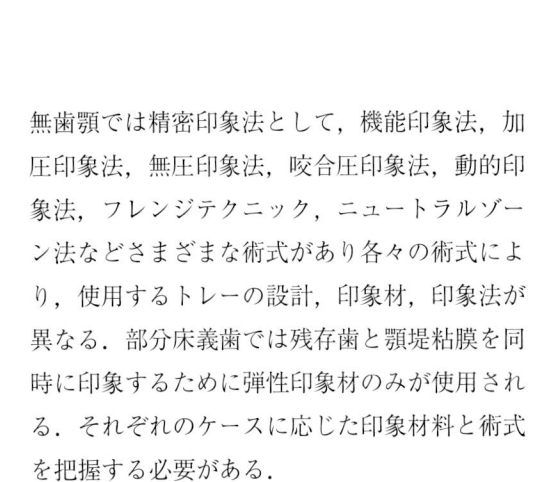

図5-8 概形印象から製作されるスタディモデル．

無歯顎では精密印象法として，機能印象法，加圧印象法，無圧印象法，咬合圧印象法，動的印象法，フレンジテクニック，ニュートラルゾーン法などさまざまな術式があり各々の術式により，使用するトレーの設計，印象材，印象法が異なる．部分床義歯では残存歯と顎堤粘膜を同時に印象するために弾性印象材のみが使用される．それぞれのケースに応じた印象材料と術式を把握する必要がある．

A．トレーの種類と用途

トレーの種類としては既製品のトレーと患者個人に適合させた個人トレーがある．既製トレーには有歯顎用，無歯顎用，全歯列用，局部用，個歯用などさまざまな形態サイズがあり，患者個人の解剖学的な形態になるべく適合するものを選択して使用する（**図5-5**）．

B．概形印象採得

概形印象は患者の解剖学的形態を印象し，スタディモデルを製作するために行われる．使用するトレーは既製トレーを選択して使用する．使用する印象材としては一般的にアルジネート印象材が用いられるが，無歯顎ではモデリングコンパウンドなどの印象材も使用される（**図5-6～8**）．

C．印象採得の準備と補助

患者の口腔内に適合するトレーを選択する．使用する印象材を用意し，印象作業の手順がス

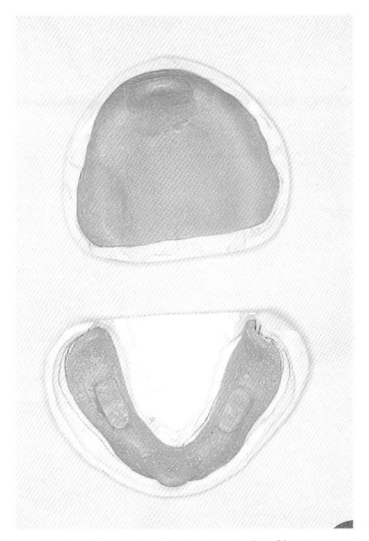

第5章 有床義歯補綴の診療補助　29

図5-9 スタディモデル上で製作される個人トレー．

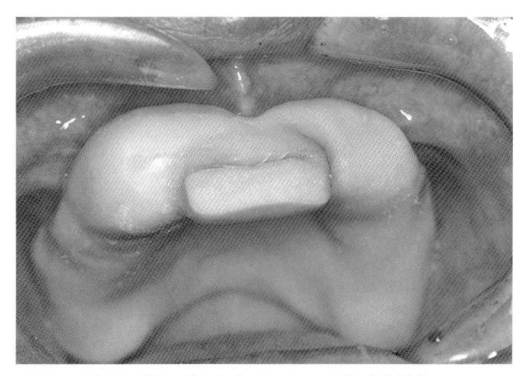

図5-10 個人トレーの口腔内試適．

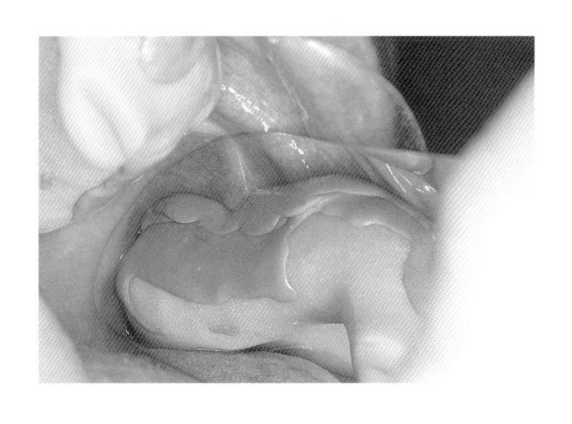

図5-11 モデリングコンパウンドによるトレー辺縁の筋圧形成．

ムーズに進行するように配慮する．印象材の準備とトレーの受け渡しなどのタイミングなど術者との連携が重要なポイントとなる．

D．個人トレーの準備と取り扱い

　個人トレーは一般的にスタディモデル上でトレーレジンにより製作される（図5-9〜11）．使用する印象材はラバー系印象材が一般的に選択される．それらの印象材はトレーと接着しないため，事前に専用の接着剤をトレーに塗布しておく必要がある．個人トレーも使用前に患者の口腔内に試適して適合状態などを確認しておく必要がある（図5-12〜14）．

E．トレーの後始末・消毒

　採得された印象には石膏が注入され，各種模型が製作される．石膏が硬化しトレーから模型が撤去された後，トレーから印象材，余剰の石膏などを除去し洗浄，消毒を行い保管する．既製トレーの場合には繰り返し使用されるが，個人トレーは基本的に1回しか使用されないので，使用後は廃棄処分する．

5-4．咬合採得

　残存歯による咬合支持が存在する場合にはクラウンブリッジに準ずる咬合採得を行うが，歯による咬合支持を失っているケースでは残存歯

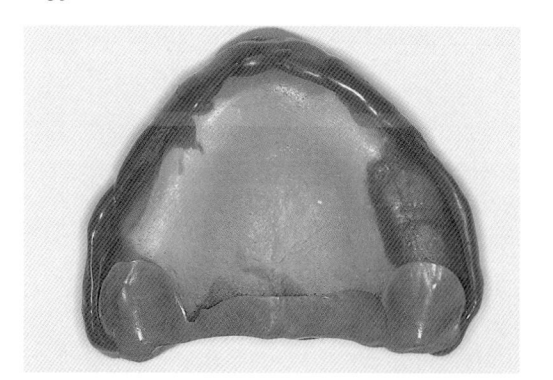

図 5 -12 筋圧形成が終了してトレーの辺縁が完成した状態.

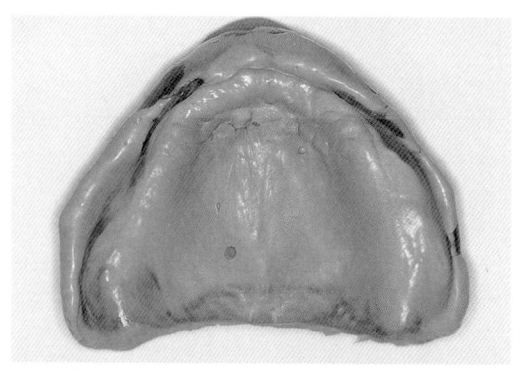

図 5 -13 全体に接着剤を塗布しシリコンラバーにより精密印象を採得.

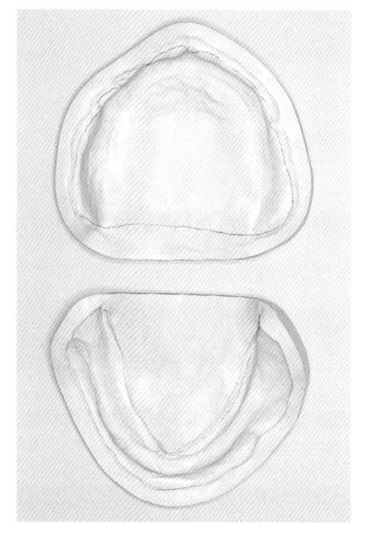

図 5 -14 精密印象から製作された作業模型.

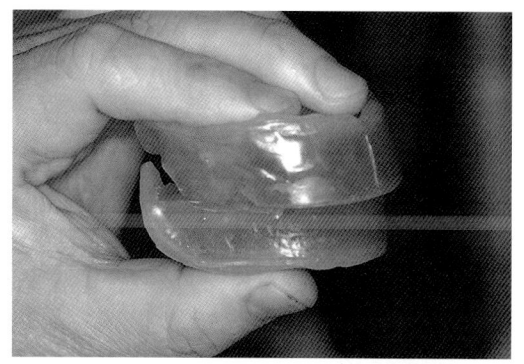

図 5 -15 無歯顎補綴のための上下咬合床.

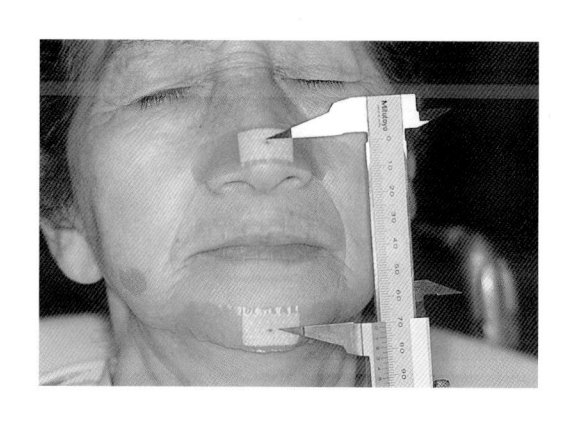

図 5 -16 咬合高径の決定,顔面の計測によって適正な咬合高径を決定する.

の代わりに咬合床を製作し,この咬合床を使って咬合採得する(**図 5 -15**).咬合床はトレーレジンによる床部分とワックスによる蠟堤部分で構成されており,蠟堤部分ではとくに前歯部の豊隆などの審美的な要素の検討も行うことができる.無歯顎のように下顎位がすべて失われているような場合には,第1段階として,咬合平面の決定,咬合高径の決定を行ない,第2段階としてゴシックアーチ描記法などにより中心咬合位の採得を行う(**図 5 -16**).

咬合記録には石膏,ワックス,ユージノールペースト,シリコン系などの記録材料が用いられる.記録された顎間関係はフェイスボウにより咬合器上に移される.患者の顔の形態,サイ

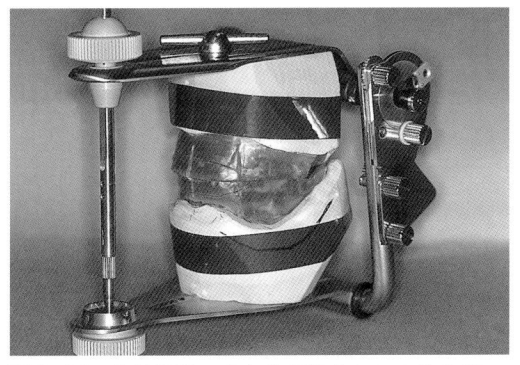

第5章　有床義歯補綴の診療補助　31

図5-17　作業模型，咬合床が装着された咬合器．

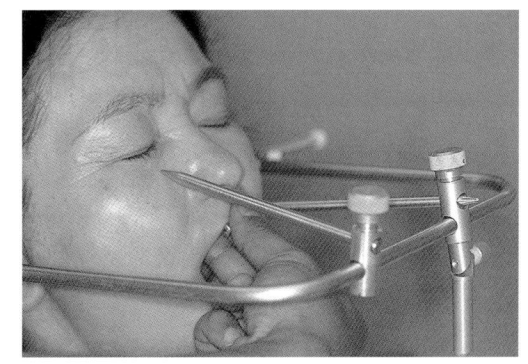

図5-18　患者に装着した顔弓（フェイスボウ）．

ズ，色調などを考慮してシェードガイド，モールドガイドにより使用する人工歯の種類を選択する．これらの咬合記録，フェイスボウ記録，シェード，モールドなどの情報とともに，基本的な義歯の設計を技工指示書に記載して作業模型とともに歯科技工士に伝達する．この後の技工操作は咬合器上で進められる．

A．咬合器の取り扱い

補綴装置の製作過程で各種咬合器が使用され，診療室にも持ち込まれる場合が多い．咬合器は精密機械なので取り扱いには十分注意しなくてはならないが，歯科衛生士が直接咬合器を操作する必要はない．しかし，補綴装置とともに技工室と診療室を往復するものであるため感染予防には十分配慮する必要がある（図5-17）．

B．顔弓の取り扱い

顔弓（フェイスボウ）は患者の顎関節と歯列の解剖学的位置関係を記録するためのジグであり，多くのねじ類によって調整されているため，取り扱いには十分注意し，記録が狂うことのないように配慮しなくてはならない．フェイスボウ記録時にはアシストとしてフェイスボウを支えたり，各部のねじ類を調整するケースもあるので使用方法について把握しておく必要がある（図5-18）．

C．咬合床の取り扱い

咬合床はレジン製の床部分とパラフィンワックスによる蝋堤部分から構成され，欠損した歯列の代わりに咬合関係を記録したり，人工歯を排列したりするために使用される．蝋堤部分はワックスであるため温度変化に注意が必要である．技工室と診療室を往復する装置であることから感染予防に配慮した取り扱いが必要である．

5-5．試適

義歯完成の前に修正可能な段階で患者の口腔内に装着し，義歯の設計や審美性について検討を加える．必要に応じて細部を修正した後，義歯を完成させる．試適時の検討には術者の主観的な検討とともに患者にも鏡などに映して十分納得が得られるまで検討することが重要である（図5-19）．介助者も適切な助言を与える心構えが必要である．

5-6．装着

完成義歯を装着する場合，実際の口腔環境とは異なる模型上や咬合器上で作業が進行してき

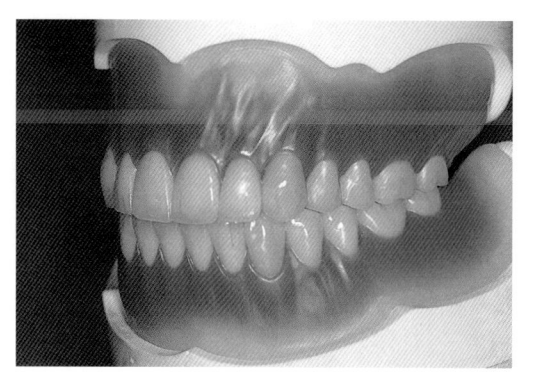

図5-19 人工歯排列，歯肉形成が終了し口腔内で試適される全部床義歯．

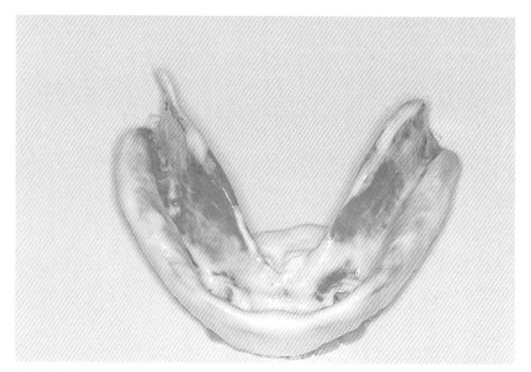

図5-20 フィットチェッカーによる適合検査．白い部分が適合不良部分．

たことにより，わずかながら製作の誤差を含んでいると考えられる．そのため装着時には主に製作上の誤差を取り除くことを重視して微調整を行う．その後，義歯の着脱，清掃方法，残存歯のメンテナンスなどについて指導を行う．また，新義歯の使用について，夜間就寝時には水中で保管すること，最初は摂食しやすい固さや形の食品から試すこと，会話時に発音が困難になる場合もあること，新義歯の形態に慣れるまでは頰や舌，口唇を咬む恐れがあることなどの注意が必要である．

A．床義歯装着時の準備と補助

完成した補綴装置，装着時の診査診断に必要な適合検査材，咬合紙などとともに義歯調整に必要な切削研磨器具を用意する（図5-20）．

B．クラウン，継続歯，ブリッジ装着時の準備と補助

完成した補綴装置，装着時の診査診断に必要な適合検査材，咬合紙などとともに調整に必要な切削研磨器具を用意する．最終的に装着するための各種セメント類，仮着材などを用意する．

C．患者指導

装着後の患者指導としては補綴装置の取り扱い方法，清掃方法，着脱方法などを説明し口腔衛生指導を行う．装着後の口腔環境の変化，補綴装置の経時的変化などについて説明しリコールの重要性について説明する必要がある．

5-7．経過観察

新義歯が十分な機能回復を果たすまで，義歯の微調整は継続される．ある程度，機能回復が満足された後も経年的に顎堤や残存歯などの口腔環境，人工歯の咬耗，クラスプのゆるみなどの変化が起こることを認識して，定期的なリコールを行い良好な予後を継続させる努力が必要である．

第6章
歯冠補綴・橋義歯補綴の診療補助

　歯科治療は種々な器具器材を必要とする．その中でとくに補綴治療は歯と歯の欠損部およびその周囲組織を機能的，審美的，形態的に人工物(補綴装置)で回復するため治療過程で多くの器具器材を使用する．これら器具器材の必要性，性質，使用法を理解することは診療補助を円滑にし，さらにその関連性について学ぶことは冠・橋義歯の知識の向上に役立つことになる．この章では診療手順の流れと診療室外における技工操作も含めて冠・橋義歯学とその診療補助について学ぶ(**表6-1**)．

6-1．診査・診断

　初診時，患者は主訴とそれに対する希望をもって来院する．歯科医師は患者の主訴に対して診断に至る一連の診査をし，その結果から最善の治療計画を立案する．その過程で歯科衛生士は，職域の範囲内で全身的要素，顎・口腔系要素，社会的要素などの診査内容を把握し，患者の立場を十分考慮して助言や説明に参加する(**図6-1**)．

表6-1 冠・橋義歯の一般的治療過程

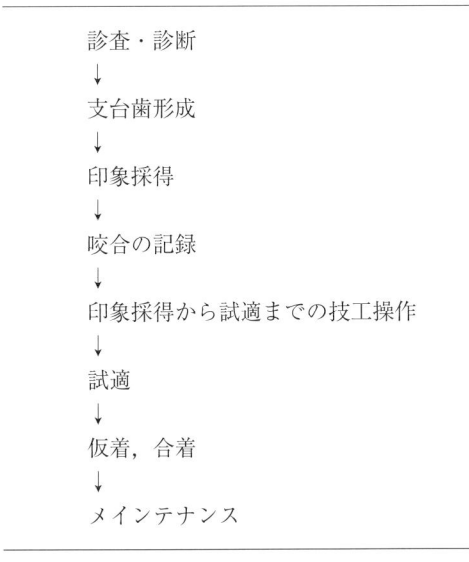

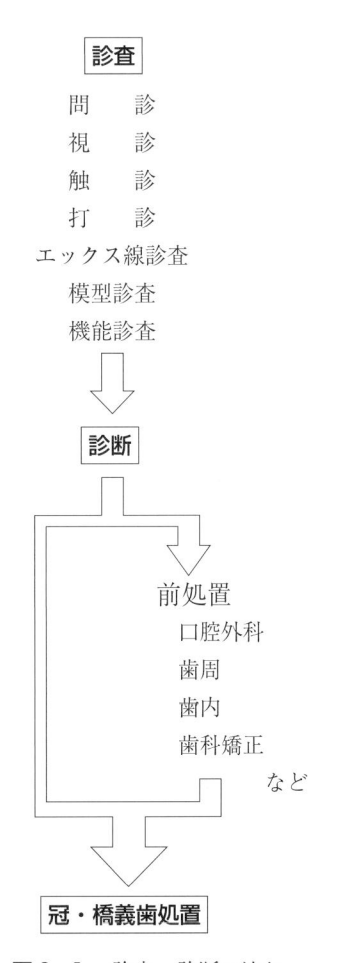

診査・診断
↓
支台歯形成
↓
印象採得
↓
咬合の記録
↓
印象採得から試適までの技工操作
↓
試適
↓
仮着，合着
↓
メインテナンス

診査
　問　診
　視　診
　触　診
　打　診
　エックス線診査
　模型診査
　機能診査
↓
診断
↓
前処置
　口腔外科
　歯周
　歯内
　歯科矯正
　　　　　など
↓
冠・橋義歯処置

図6-1 診査，診断の流れ．

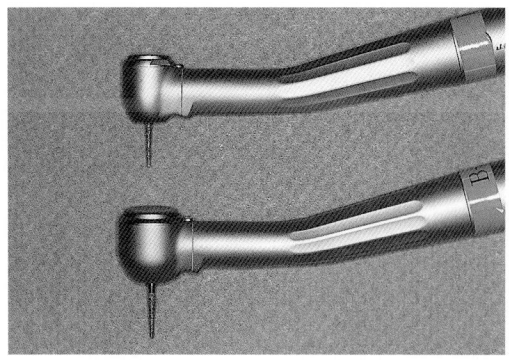

a：エアータービン用コントラアングルハンドピース．上；開口量が少ない場合に使用する小さなヘッドのもの．

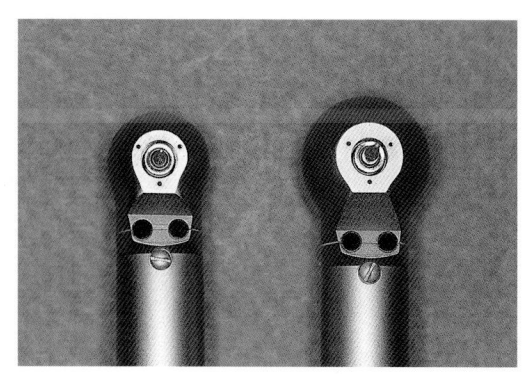

b：左；aの上，右；aの下．

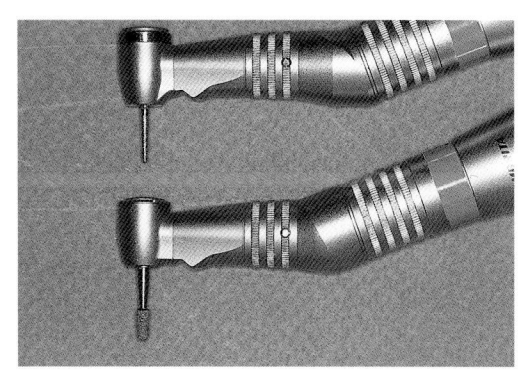

c：マイクロモータ用コントラアングルハンドピース．上；ダイヤモンドポイント，カーバイドバー用．

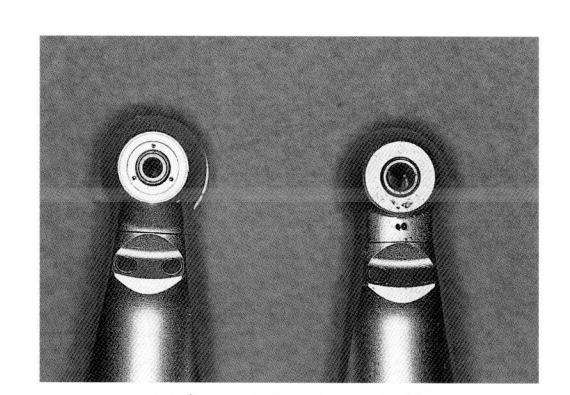

d：左；cの上，右；cの下．

図6-2　各種回転式切削器具．

6-2．支台歯形成

A．支台歯形成

　適切な支台形態を得るため，生活歯または失活歯をおもに高速回転(30～50万回転)のダイヤモンドポイントやカーバイドバーにより注水下で歯質を切削し，さらに電気エンジンを用いてカーボランダムポイントやホワイトポイントあるいはフィッシャーバーなどで細部を仕上げる操作である．生活歯の場合，局所麻酔による除痛下で切削するが切削器具によって生ずる種々の刺激は，適切な処置が行われないと歯髄に病変(充血，象牙芽細胞の空胞変性など)を起こす危険性がある．

　適切な配慮で保護策を考慮すれば歯髄反応は一過性のものとして，数日間で正常状態に回復する．歯科衛生士は各種バーの目詰まりや磨滅，注水可否，ライトの点灯，切削器具の回転軸のぶれなどについて日常治療終了後点検する(図6-2～6，表6-2)．

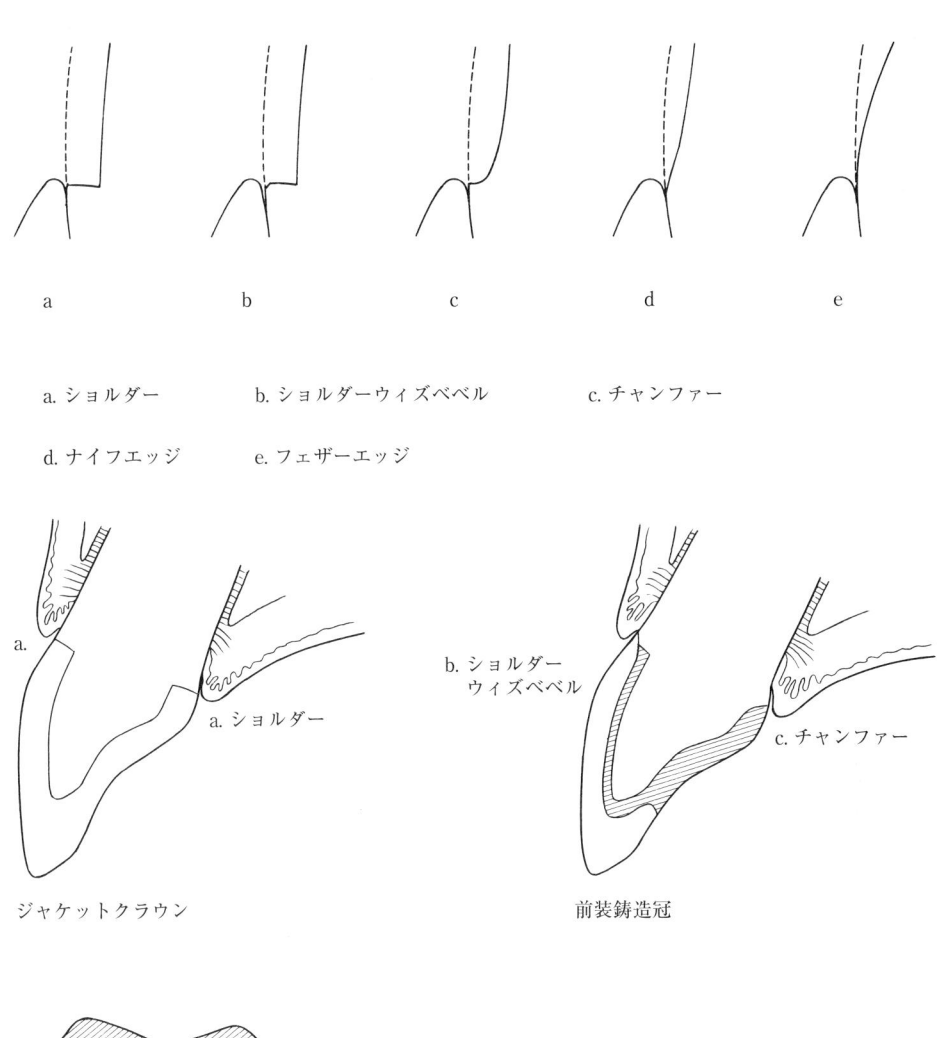

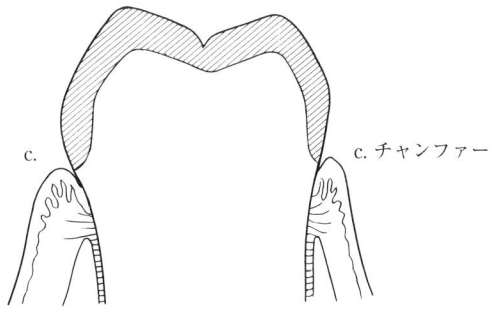

第 6 章 歯冠補綴・橋義歯補綴の診療補助　35

a. ショルダー　　b. ショルダーウィズベベル　　c. チャンファー
d. ナイフエッジ　　e. フェザーエッジ

a. ショルダー
ジャケットクラウン

b. ショルダーウィズベベル　c. チャンファー
前装鋳造冠

c.　c. チャンファー
全部鋳造冠

図 6-3　辺縁形態(マージン形態).

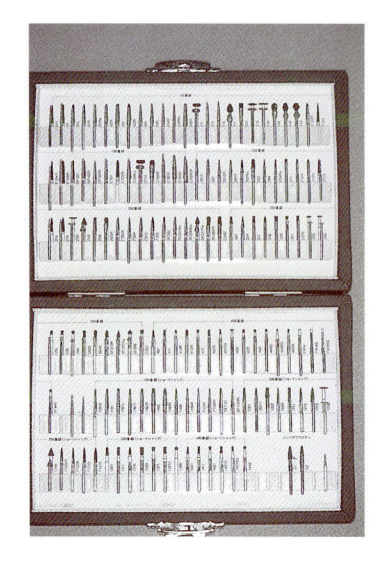

図6-4 各種ポイント・バー.

図6-5 辺縁形態とポイントの選択(a〜h).

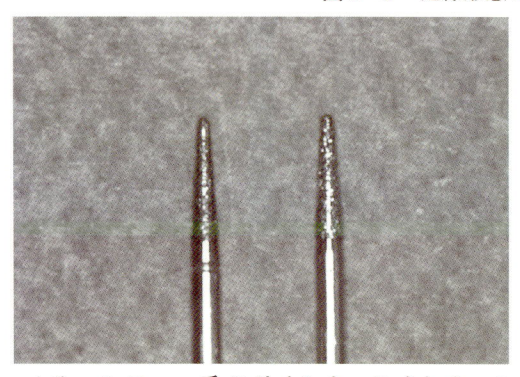

a:チャンファー系のポイント.ライトチャンファーの形成用.

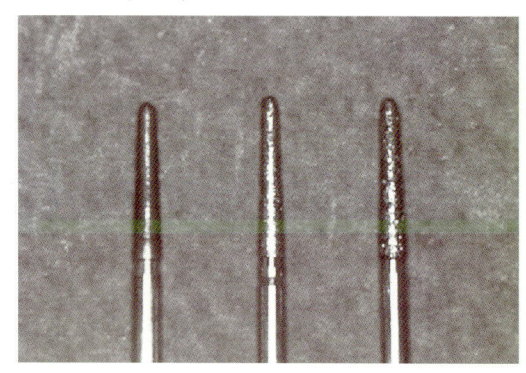

b:チャンファー系のポイント.レギュラーチャンファーの形成用.目の粗さのバリエーション.

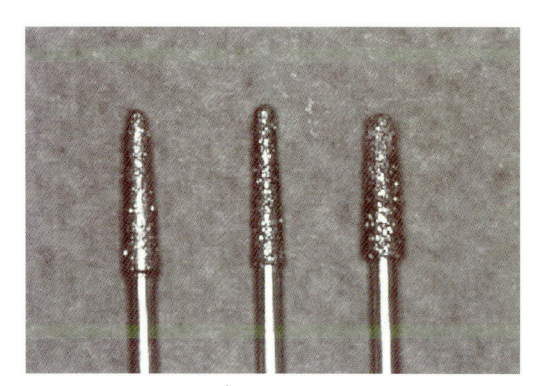

c:チャンファー系のポイント.ヘビーチャンファーの形成用.

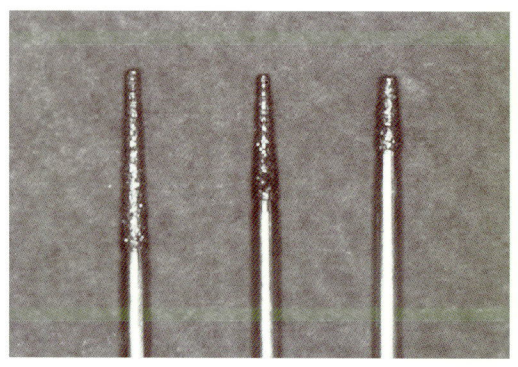

d:ショルダー系のポイント.長さのバリエーション.

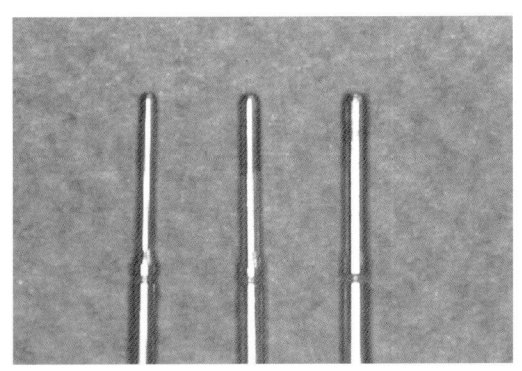

e：エンドカッティングポイント．太さのバリエーション．

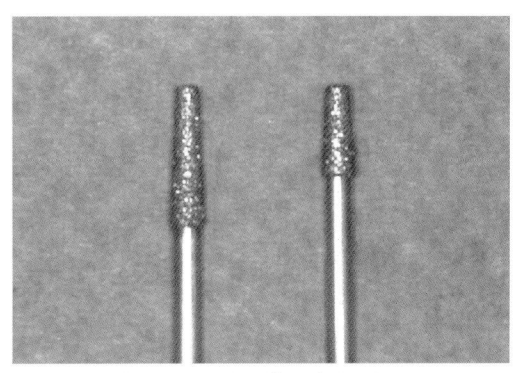

f：ショルダー系のポイント．

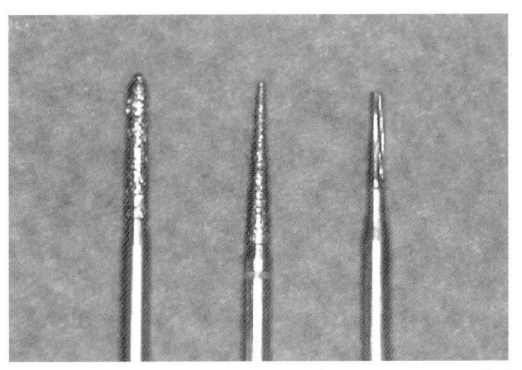

g：その他のバー，ポイント．左からベベルの形成用，ナイフエッジの形成用，グルーブの形成用．

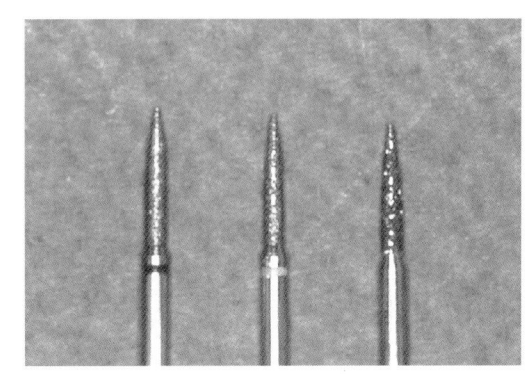

h：フレアー形成用ポイント．

表6-2　支台形態の手順

〈全部鋳造冠の形成〉	〈前装鋳造冠の形成〉	〈4/5冠の形成〉
・咬合面の形成 ・頰舌側軸面の形成 ・隣接面の形成 ・隅角の修正 　　全周　チャンファー	・咬合面の形成 ・唇側面前装部の形成，ショルダー ・舌側軸面の形成，チャンファー ・隣接面の形成 ・隅角の修正，ベベルの付与	・咬合面の形成 ・舌側軸面の形成 ・隣接面の形成 ・リテンショングルーブの付与 ・オフセットの付与 ・フレアー，ベベルの付与

38

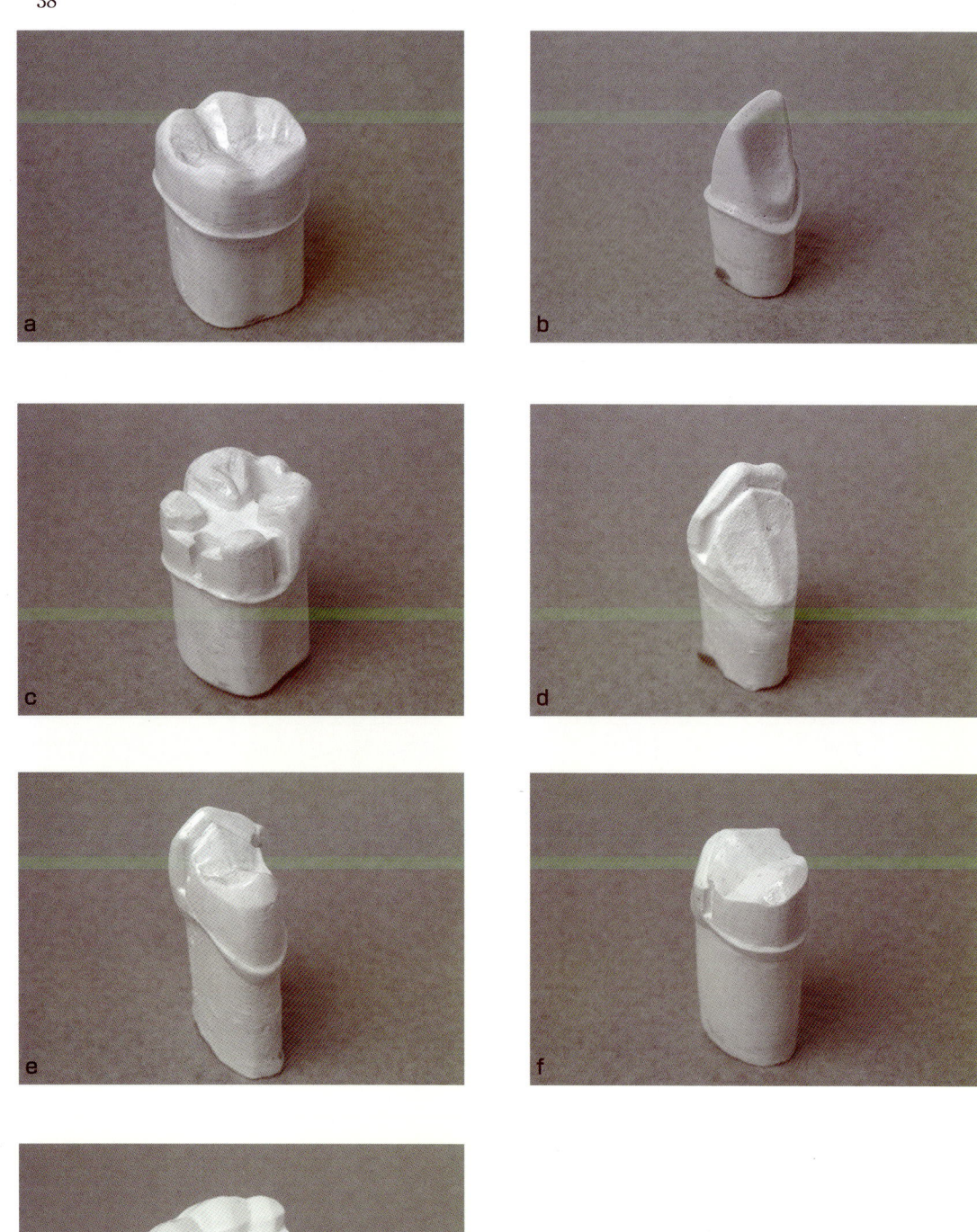

図6-6 各種支台形態．**a**：全部鋳造冠．**b**：ジャケット冠．**c**：1/2冠．**d**：3/4冠．**e**：4/5冠（上顎）．**f**：4/5冠（下顎）．**g**：アンレー．

B. 支台築造

　支台歯形成前に決定された支台形態になるように，生活歯ならびに失活歯の歯の実質欠損部を補塡する必要がある．これを支台築造といい，その後支台歯形成を行う．

　支台築造は失活歯のみと考えがちであるが，生活歯の一部欠損は成形充塡材を応用して支台形態を回復することがある．

　成形充塡材を用いて支台築造する場合，直接口腔内で生活歯，失活歯に応用し通常 1 回の治療で終了する．材料としては，セメント，レジン，アマルガム（最近はあまり使用されない）があり，補強のためピンやポストを用いる場合がある（図 6-7）．

a. コンポジットレジンと既製ポストを用いた支台築造

《準備》

　レントゲン写真，支台築造用コンポジットレジン一式，既製ポスト，根管形成用ドリル，ビニールチューブ，金冠バサミ，ワセリン（図 6-8，9）．

《補助》

①術前に歯冠長，歯根長，歯根幅をノギスにて計測し記録する．

②歯冠部，根管部の軟化象牙質，脆弱な歯質を除去した後，既製ポストに適合した専用ドリルにより合釘孔の形成を行う．この際，ドリルの摩擦熱により疼痛を訴える場合があるため注水下で行う（図 6-10）．

図 6-7　支台築造の合釘の長さは歯根長の 2/3 程度にする．

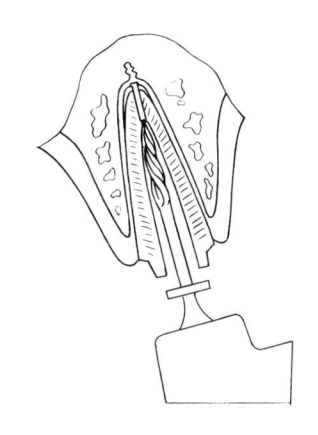

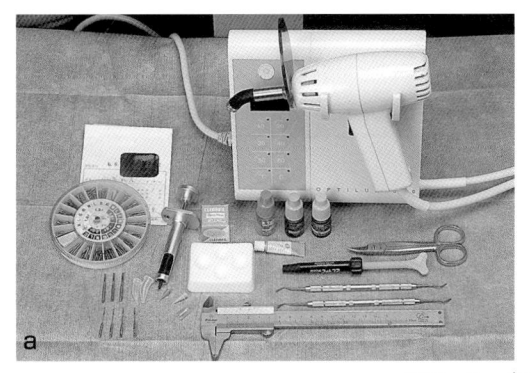

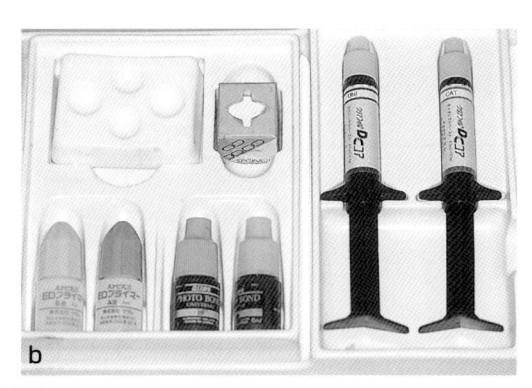

図 6-8　各種支台築造準備．

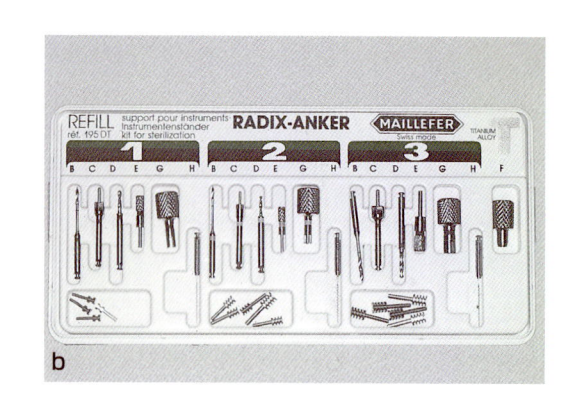

図 6-9 各種既製ポスト.

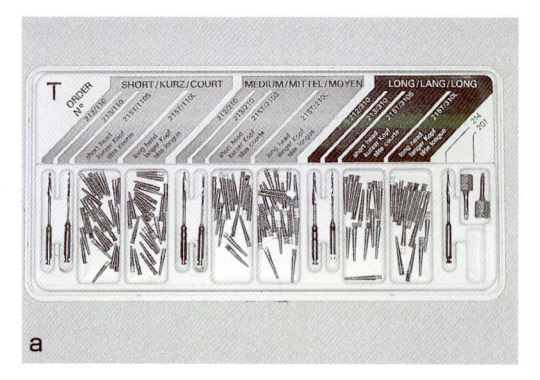

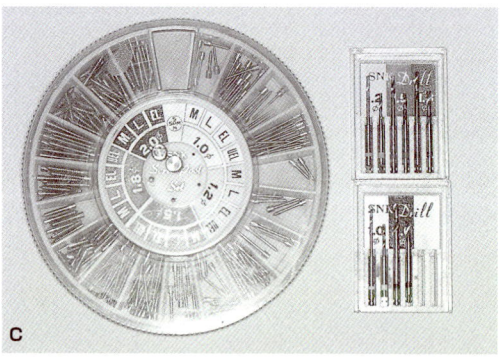

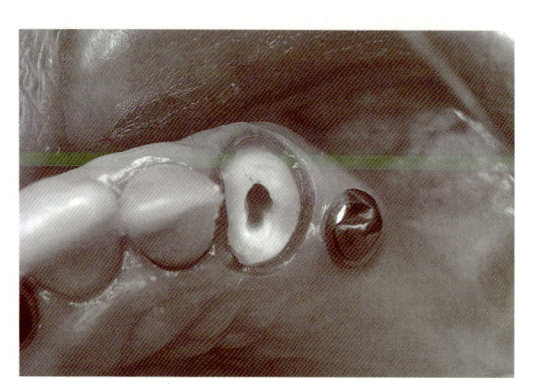

図 6-10 合釘孔形成後.

③支台築造形成終了後,あらかじめレントゲンより計測した数値,ドリルの大きさを参考に適当な既製ポストを準備しておき試適する.以後,支台歯周囲を簡易防湿しながら診療補助を行う(**図 6-11**).

④歯冠歯質部ならびに軸面も大きく欠損している場合は,形態確保のためビニールチューブなどを使用する.

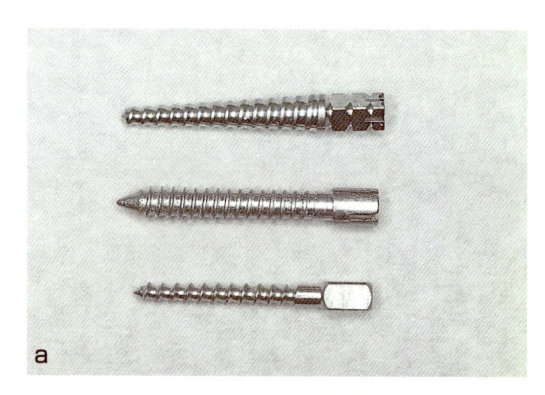

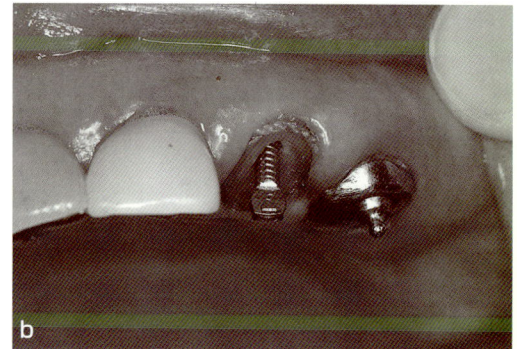

図 6-11 既製ポストの試適.

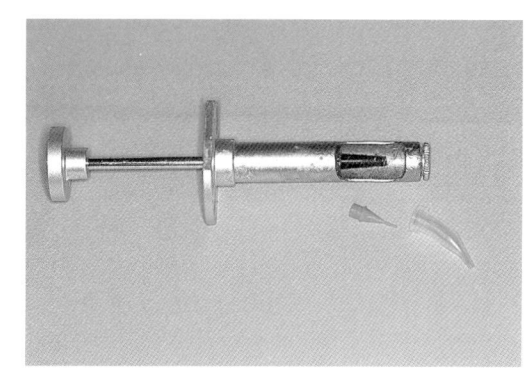

図 6-12 CR シリンジ.

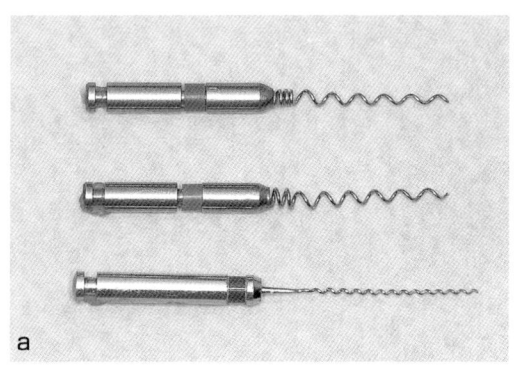

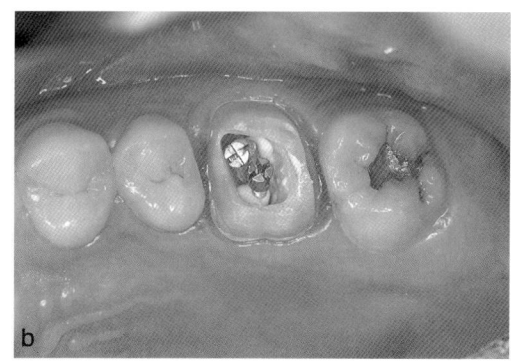

図 6-13 a：合釘孔内に CR シリンジと併用してレジンを送り込むためのレンツロ．b：合釘孔内にレジンを送り込み既製ポストを装着．

　⑤隣在歯など必要な部位に小綿球にてワセリンを塗布する．
　⑥用意された支台築造用コンポジットレジン一式に不備がないか確認後，通法に従い練和されたレジンをディスポーザブルのキャリヤに填入し CR シリンジに装塡する（図 6-12, 13）．
　⑦完成されたレジン，ポスト併用の支台築造（図 6-14, 15）．

b．鋳造体による支台築造

　1回目の治療で支台築造形成，印象，暫間歯冠製作と装着まで行い，2回目に技工操作で完成された鋳造体を合着材で装着し終了する．

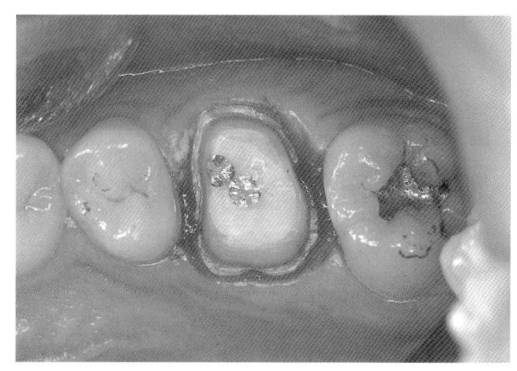

図 6-14　完成した支台築造．

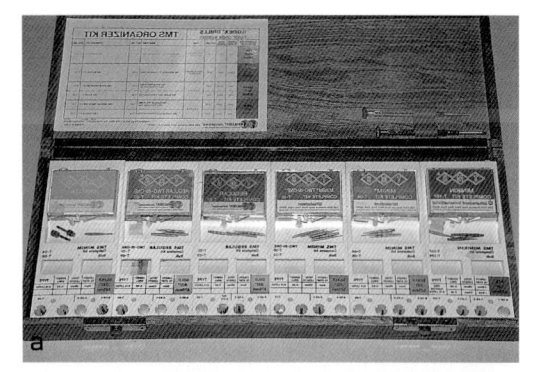

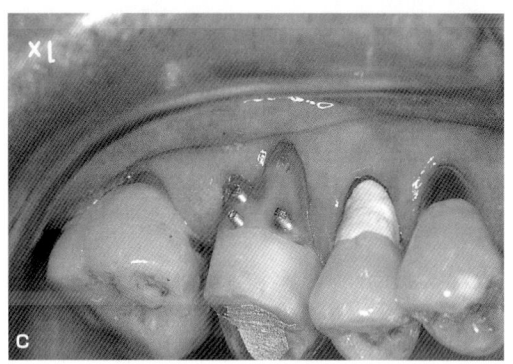

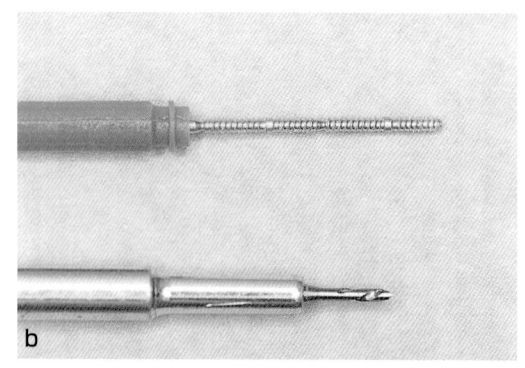

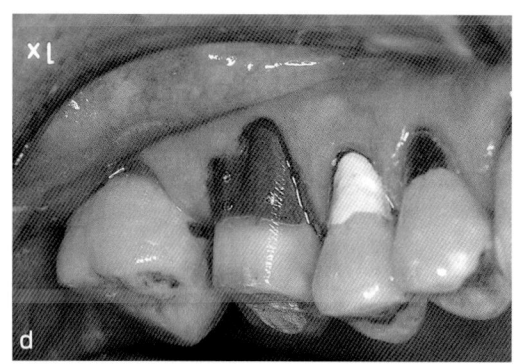

図6-15 ピンを応用した支台築造. a,b：既製ピン. c：ピンの打ち込み. d：完成.

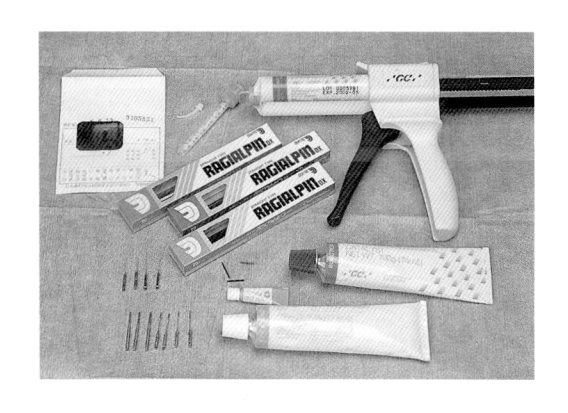

図6-16 準備.

《準備》(図6-16)
　レントゲン写真, 根管形成用ドリル, 印象材, ラジアルピンや印象用レンツロは使用する印象材により選択, 既製暫間歯冠, 即時重合レジン, 仮着材, ワセリン.

《補助》
　①は前述と同様.
　②支台歯の概形成, 歯冠部, 根管の軟化象牙質, 脆弱な歯質を除去したのち, 根管形成用ドリルにより注水下で合釘孔の形成を行う(図6-17).
　③印象採得してから正確に印象されているかチェックし, その後石膏注入まで印象材の成分に対応した保管をする(図6-18).
　④鋳造された支台築造体を支台歯に試適し, 適合状態, 設計された形態かをチェックする(図6-19～21).

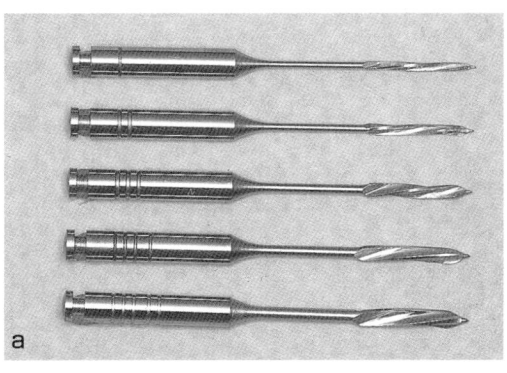

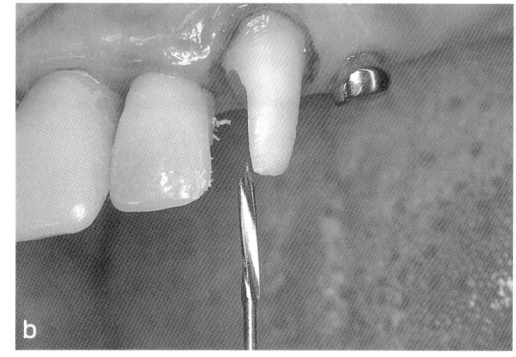

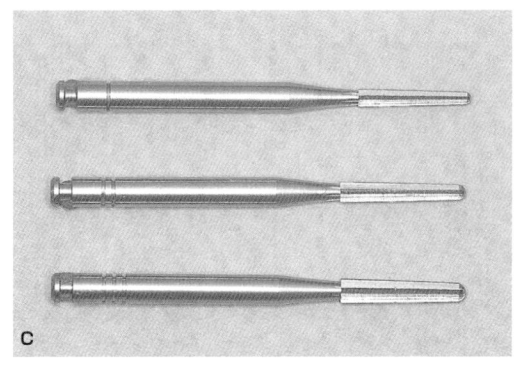

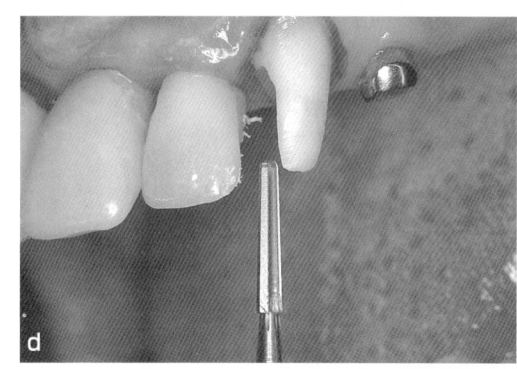

第6章　歯冠補綴・橋義歯補綴の診療補助　43

図6-17 合釘孔形成．**a,b**：ピーソーリーマー．**c,d**：テーパーリーマー．

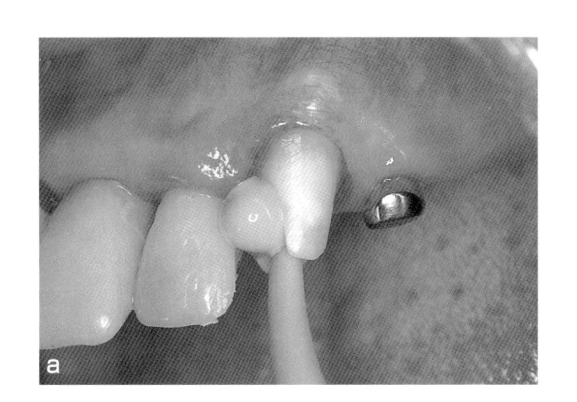

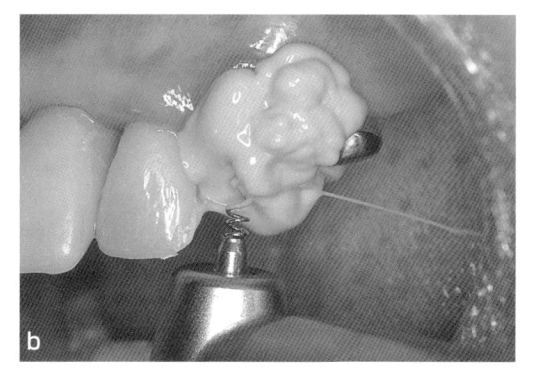

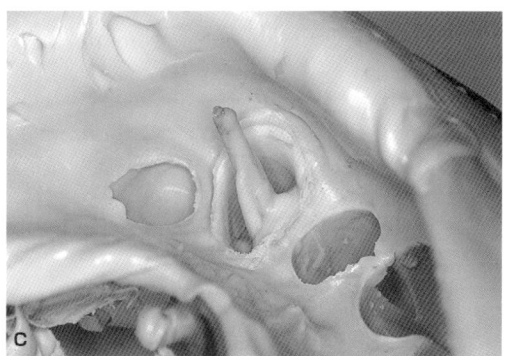

図6-18 印象採得．

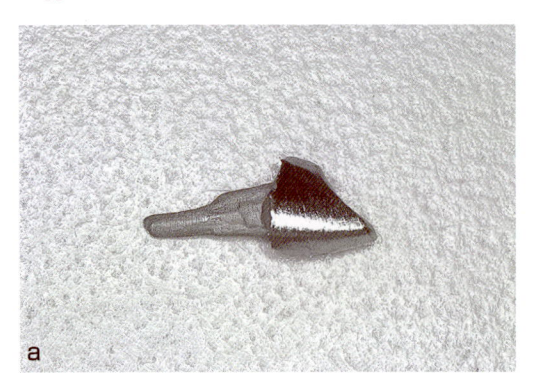

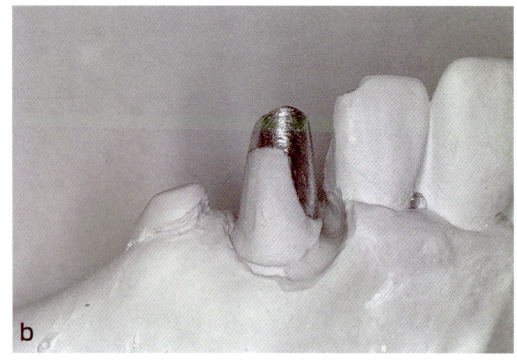

図 6-19 鋳造された支台築造体.

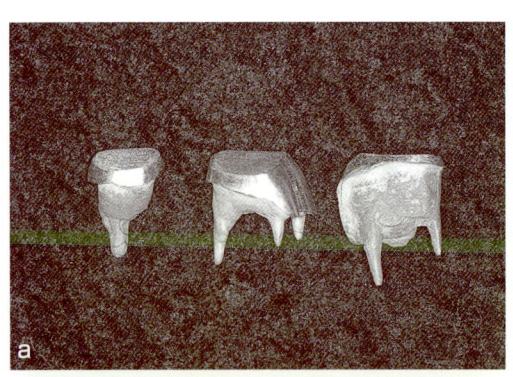

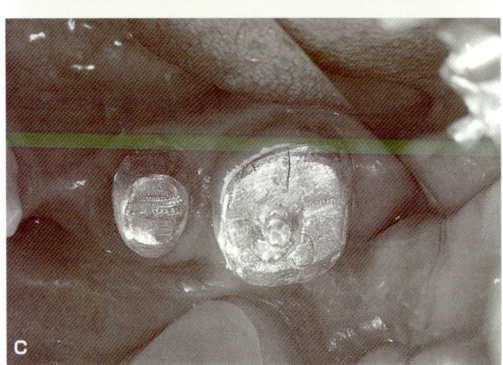

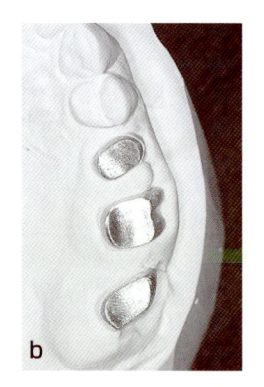

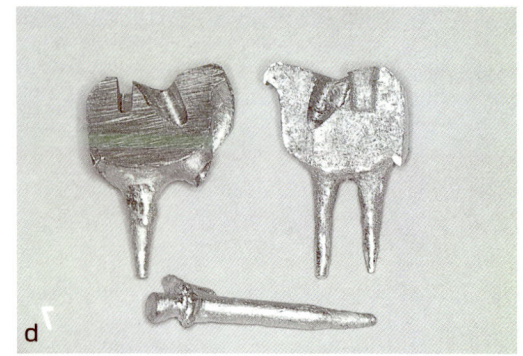

図 6-20 a,b：鋳造された支台築造体. c,d：鋳造された3ピースの支台築造体.

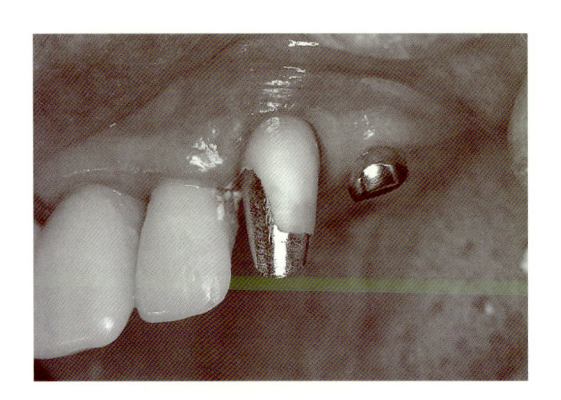

図 6-21 試適.

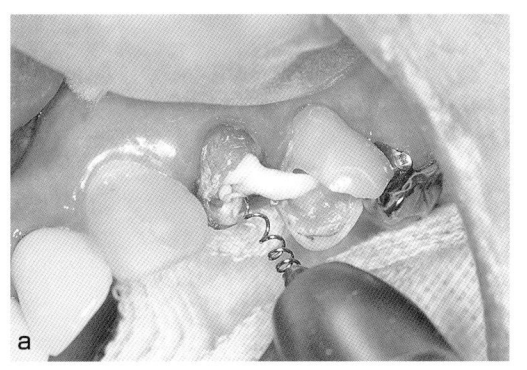

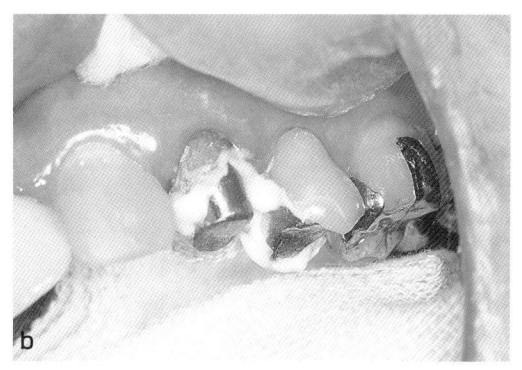

図6-22 a：レンツロにて合着材を送り込む．b：合着．

⑤支台歯周辺を簡易防湿する．隣接歯に小綿球にてワセリンを塗布する．支台歯と支台築造体を合着する（図6-22）．

C. 平行測定法

冠・橋義歯の支台歯形成では，術前に決定された装着方向，支台歯間の平行性が適正か確認する必要がある．

a．口腔内で確認する方法
①視診
②平行測定用デンタルミラー
③平行測定器
④エアータービン用平行測定器

b．模型上で確認する方法（図6-23）
①サベーヤー
②パラレロメーター

D. 暫間歯冠（テンポラリークラウン）・暫間橋義歯（テンポラリーブリッジ）

通常は，暫間歯冠と暫間橋義歯の製作は同じである．支台歯形成後，最終補綴物が完成し装着されるまで支台歯と周辺歯周組織の保護のため仮着する．

暫間歯冠の製作から装着まで，歯科衛生士の直接行為に入ることから，目的，製作方法について十分理解を深める．

a．目的
①咬合関係，咀嚼，発音の維持，支台歯の移動防止
②隣接歯接触ならびに歯冠豊隆の維持
③支台歯が生活歯の場合における歯髄への刺激防止
④審美性の維持

b．種類

暫間歯冠・橋義歯は，口腔内で直接製作する方法（直接法）と支台歯形成後に印象採得した模型上で製作する方法（間接法）がある．材料は，既製冠（レジン，アルミニウム，ポリカーボネート）と即時重合レジンがある．直接法と間接法ともに既製冠と即時重合レジンを用途に合わせて使用する．

c．既製レジン冠による暫間歯冠製作
《準備》
既製レジン冠，歯冠色即時重合レジン（液・粉末），パイル皿，小筆，ワセリン，ガーゼ，エンジン用切削器具ならびに研磨器具，咬合紙ホルダー，咬合紙，仮着（図6-24）．
《補助》
①術前に，研究用模型からほどよい大きさの既製レジン冠を選択しておく．
②支台歯形成が終了したら歯面を乾燥させワセリンを塗布する．既製レジン冠の試適を行い

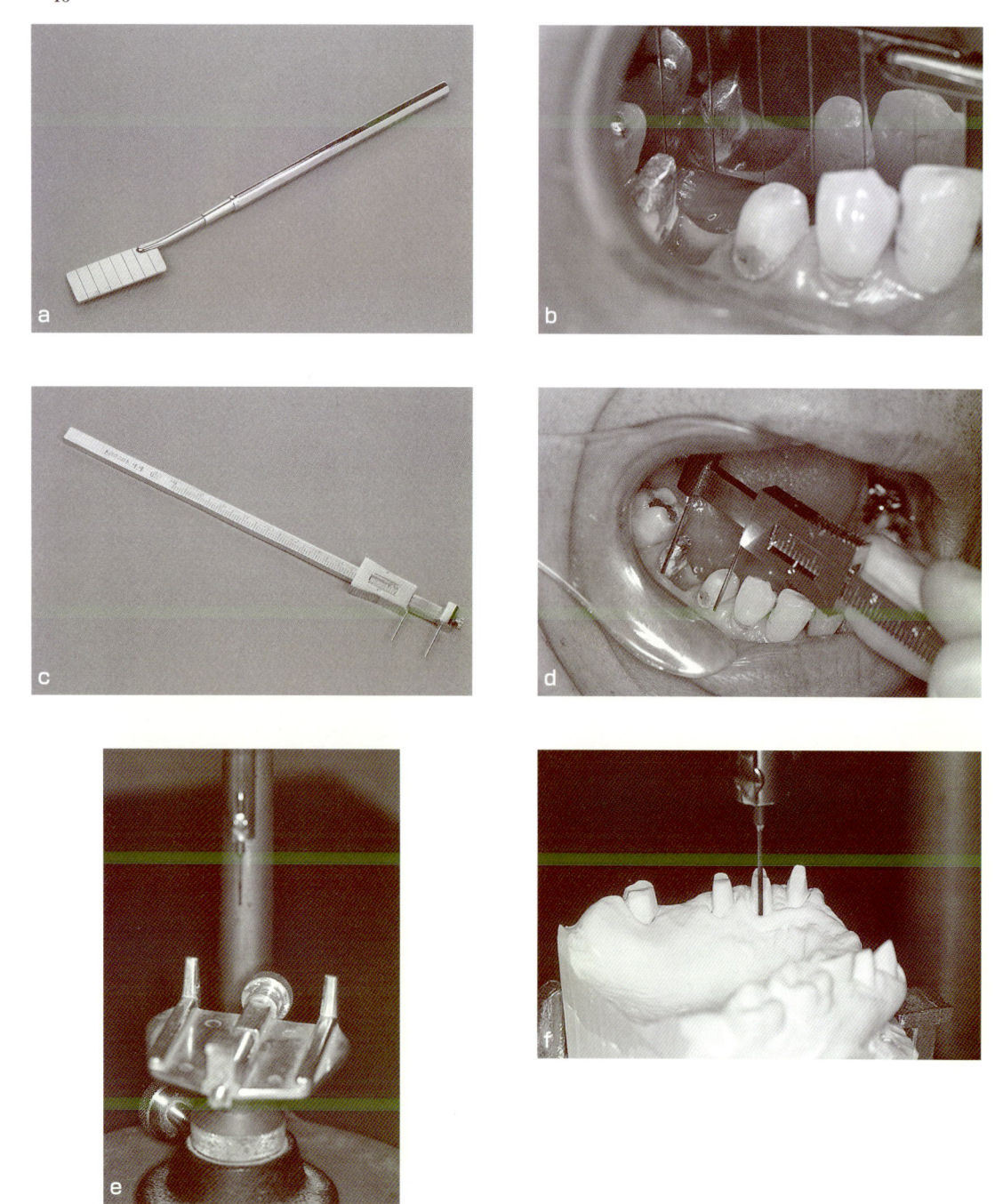

図6-23 a, b：平行測定用デンタルミラー．c, d：平行測定器．e, f：サベーヤー．

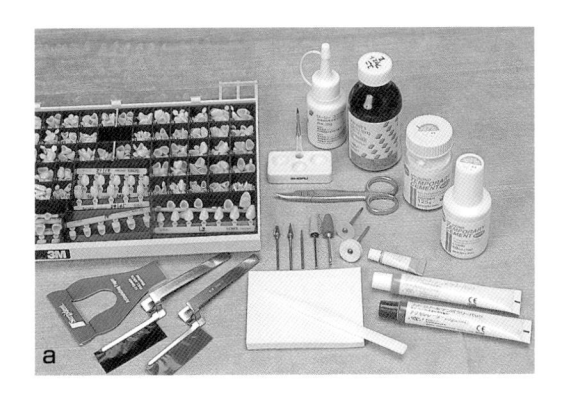

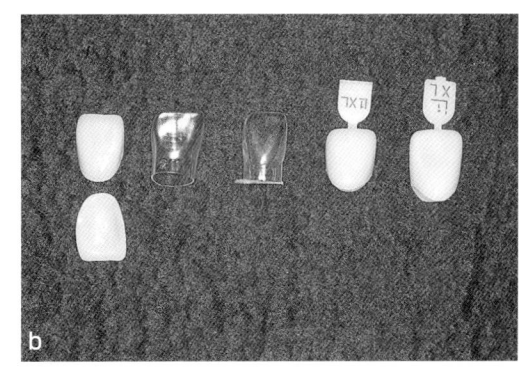

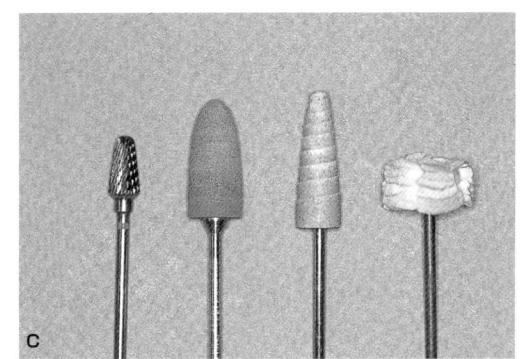

図 6 -24 準備.

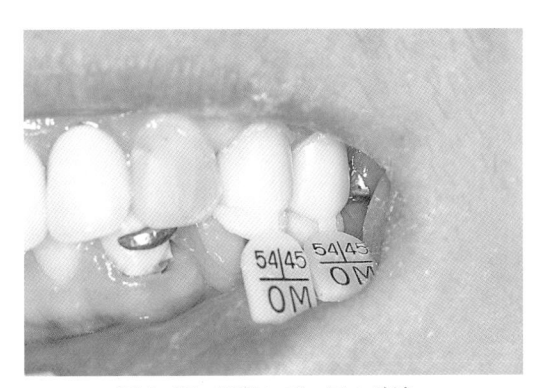

図 6 -25 既製レジン冠の試適.

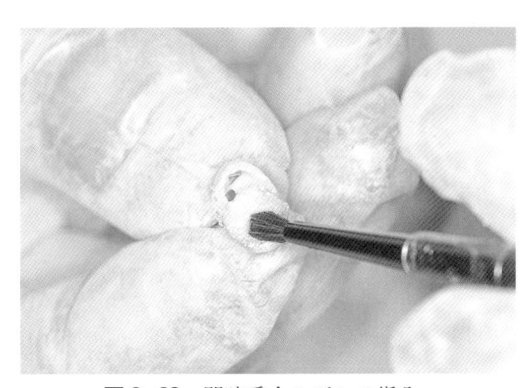

図 6 -26 即時重合レジンの填入.

歯頸部，隣接面部の過剰な部分を調整する（**図 6 -25**）．

③前歯は舌側，切端側に近い所，臼歯は咬合面にフィッシャーバーで小さな溢出孔を開ける．この操作は浮き上がりを少なくする効果があるが，操作が繁雑になるため孔を開けるか否かは術者の指示に従う．

④即時重合レジン粉末と液を用意したパイル皿に入れる．

⑤小筆にてレジン冠内に筆積み法（使用中も使用後もレジン液で洗いガーゼで拭掃しながら筆を硬化させないように注意して，筆積み操作を行う）で即時重合レジンを填入する（量としては，レジン冠の8割ぐらいを目安にする）（**図 6 -26**）．

⑥既製レジン冠を支台歯に圧接する．完全に硬化する少し前に数度支台歯に対してピストン運動（歯冠長の1／2ぐらい）し，撤去が可能なことを確認する．

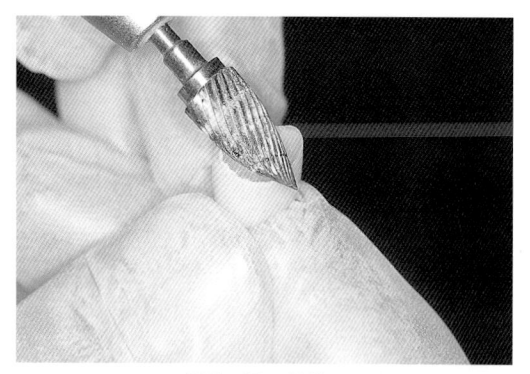

図 6 -27 調整．

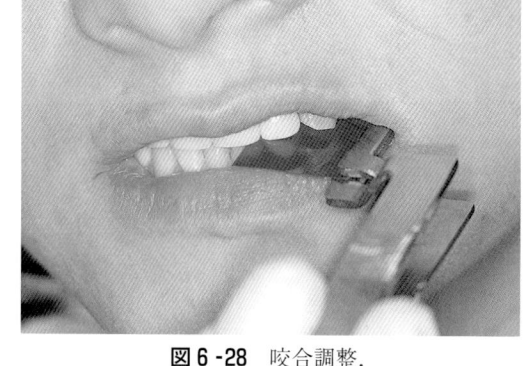

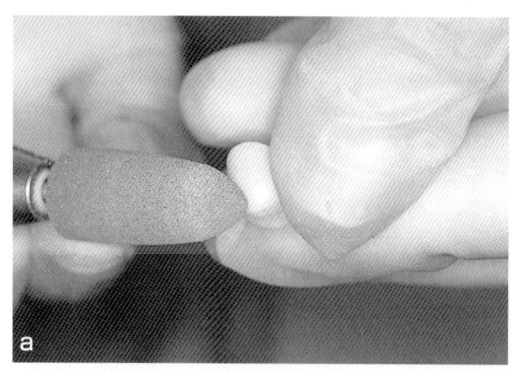

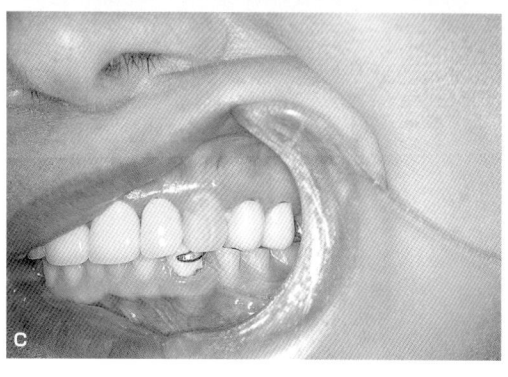

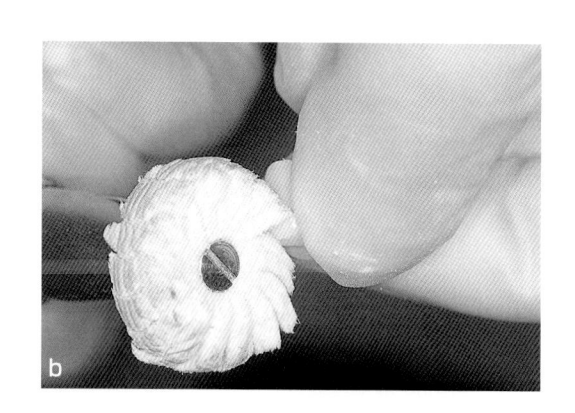

図 6 -28 咬合調整．

図 6 -29 a,b：研磨．c：装着．

⑦完全硬化後撤去し冠からはみ出したバリの部分を形態修正する(**図 6 -27**)．

⑧口腔内にもどし，適合，豊隆，隣接面部を適正であるか確認し，不足があればレジンを追加して再圧接する．

⑨さらに，咬合紙にて患者に中心咬合位，前方運動，側方運動を指示し咬合調整する(**図 6 -28**)．

⑩調整後研磨してから，口腔内で最終確認し後述する咬合採得後に仮着材で装着する(**図 6 -29**)．

そのほかに，即時重合レジンの粉末と液を練和し，もち状のレジン泥を板状にして口腔内に直接圧接する方法，支台歯形成前(形態が保存されている場合)印象採得しておき，形成後印象採得した支台歯の部分にレジンを塡入し，印象ごと支台歯に圧接する方法などがある(**図 6 -30**)．

第6章 歯冠補綴・橋義歯補綴の診療補助　49

図6-30　即時重合レジンの製作(a〜q).

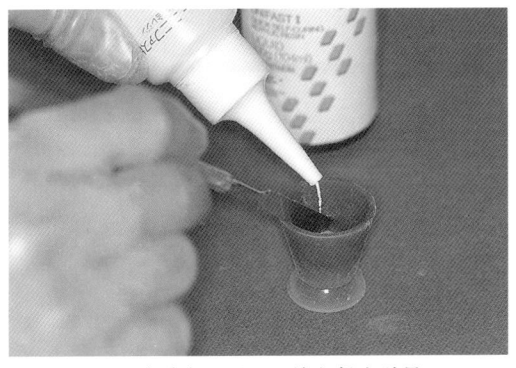

a：即時重合レジンの液と粉を計量.

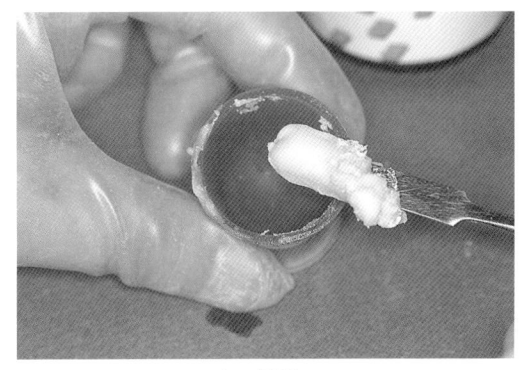

b：練和.

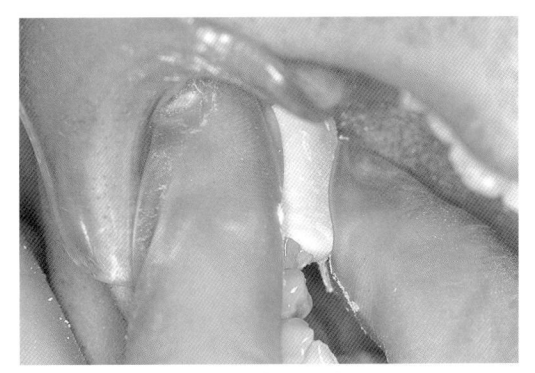

c：口腔内に圧接.

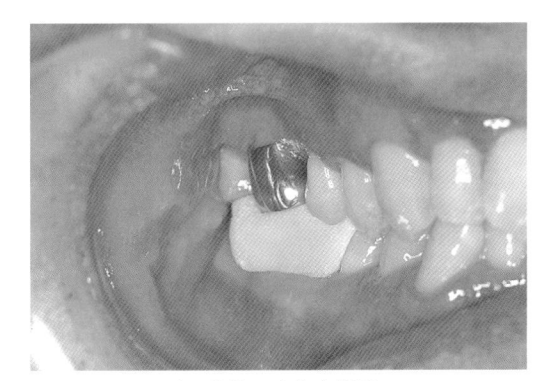

d：患者に咬合を指示.

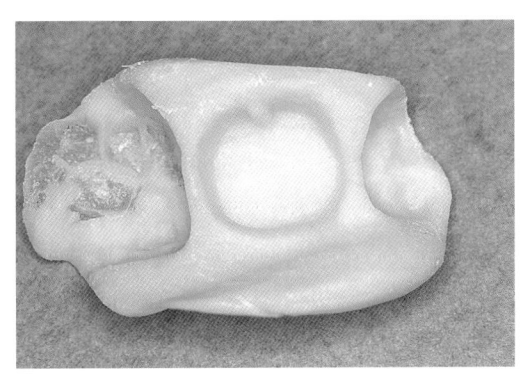

e：硬化後.

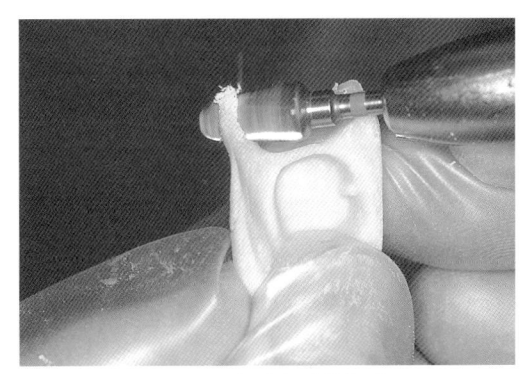

f：バリの部分を形態修正.

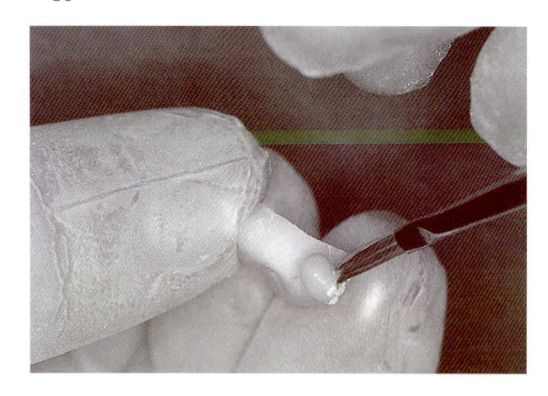

g：内面と隣接面部に即時重合レジンを盛る．

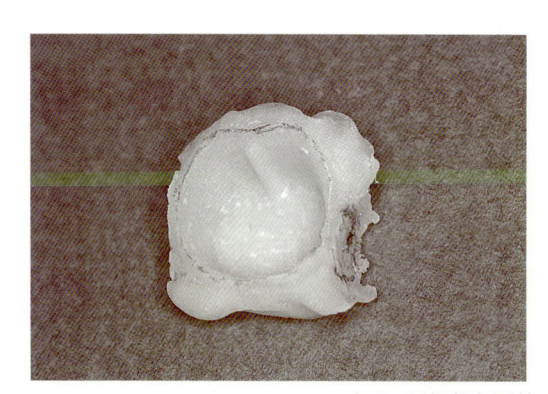

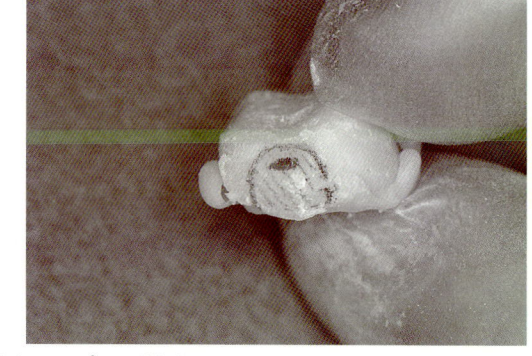

h,i：辺縁部と隣接面部をエンピツで明示．

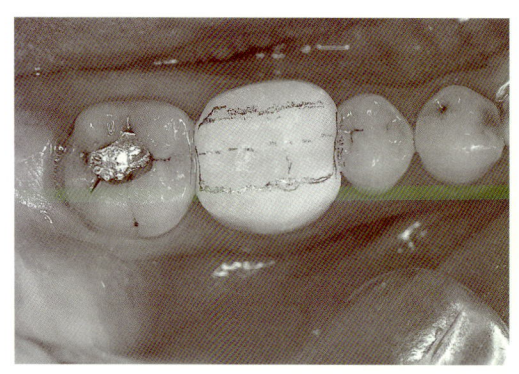

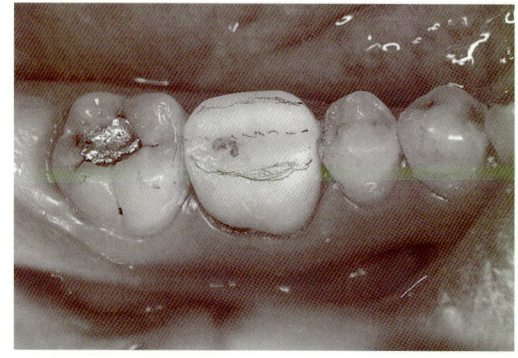

j,k：口腔内に試適し前後歯の辺縁隆線と一致させる．

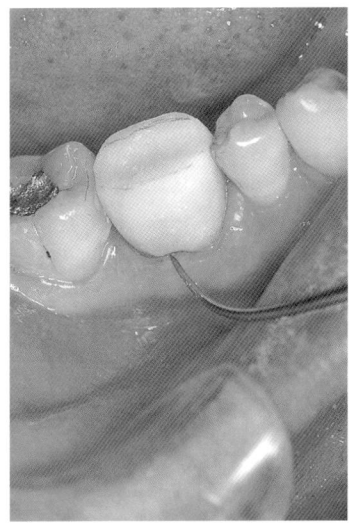

第 6 章　歯冠補綴・橋義歯補綴の診療補助　51

l：探針で辺縁部をチェックする．

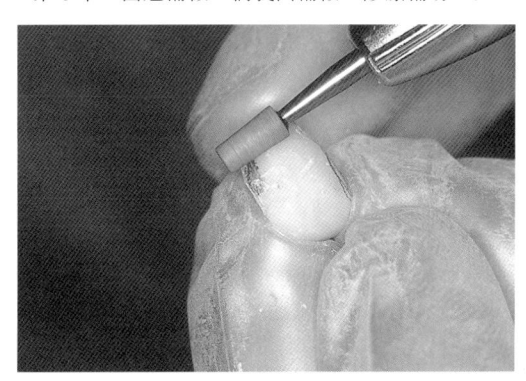

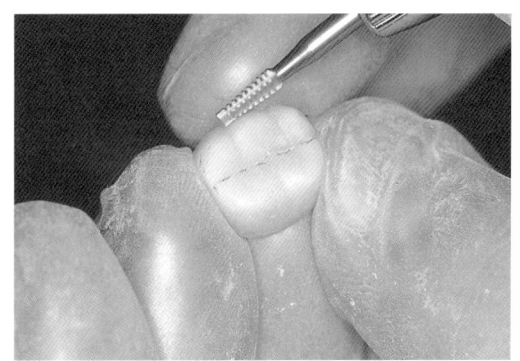

m, n：形態修正．

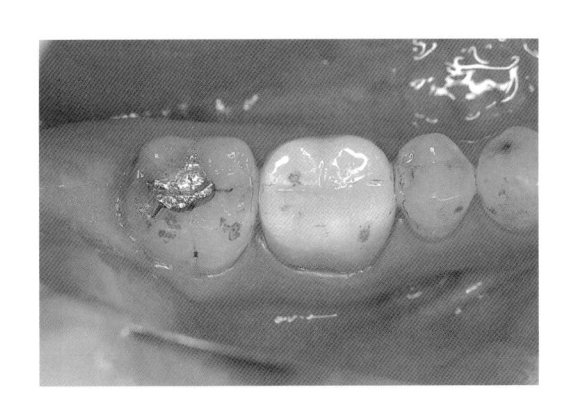

o：咬合調整．

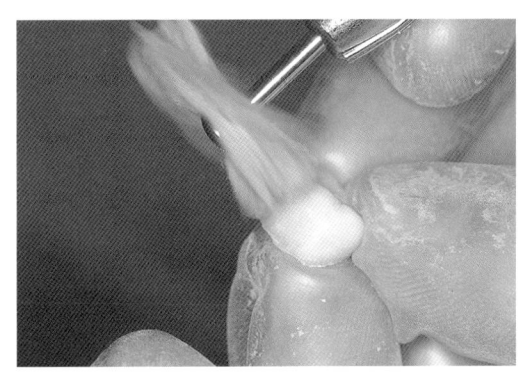

p, q：研磨，装着．

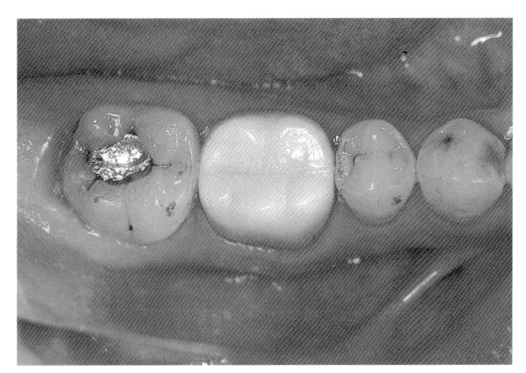

6-3. 印象採得

　印象とは，外形を陰型として印記することでこの一連の操作が印象採得である．歯科では，口腔内の諸組織が対象となる．冠・橋義歯の分野では，歯・歯列など硬組織が主体となり，その中で支台歯形成された歯，隣在歯，対合歯などは細部について精密に印象採得されていなければならない．

A．精密な印象採得の条件

　室温・湿度など環境面について十分な配慮が必要であり，次にトレーの選択から印象撤去までの過程を操作法どおり行わなければならない．現在は，材料の性質が日進月歩向上しているが，向上すればするほど正しい操作法に従わないと材料の特性が生かせないことになり，不正確な印象になってしまうため十分注意する．

印象材の所要性質：

1）印象の精度が高い．
2）温度や湿度に影響されにくい．
3）適正な操作時間，硬化時間である．
4）操作が簡単である．
5）適正な稠度，弾性，強さがある．
6）印象採得後，経時的変化がない．
7）模型材(主に石膏)と化学的反応をしない．
8）生体為害性がない．

B．印象材の分類

　印象材は成分，弾性，熱可塑性，可逆性などで分類される．具体例をあげれば，アルジネート印象材はアルギン酸塩を主成分とする弾性印象材で，非可逆性印象材となる．

　印象操作の進行により，1種類の印象材を使用するものを単一印象といい，2種類以上の印象材を使用するものを連合印象という．また，連合印象には，操作が1回の方法と2回の方法(ダブルミックス印象法)がある．印象方法には，無圧印象，加圧印象，機能印象，ダイナミック印象などがある．さらに，診療目的の違いにより，概形印象(一次印象，スナップ印象，予備印象)，最終印象(二次印象，精密印象，本印象)がある．

　以上のように印象関連の用語は，種々の分類とそれぞれの用途についてしっかりと整理し理解する(**表6-3, 4**)．

表6-3　印象材の分類

1．可逆性印象材(熱可塑性印象材)
　a)弾性印象材
　　　寒天印象材
　b)非弾性印象材
　　　モデリングコンパウンド
　　　インプレッションワックス

2．非可逆性印象材(非熱可塑性印象材)
　a)弾性印象材
　　　アルジネート印象材
　　　ゴム質印象材
　　　　・ポリサルファイドラバー印象材
　　　　・シリコーンラバー印象材 ─┬─ 縮重合型
　　　　　　　　　　　　　　　　　└─ 重付加型
　　　　・ポリエーテルラバー印象材

　b)非弾性印象材
　　　酸化亜鉛ユージノール印象材
　　　印象用石膏
　　　レジン系印象材

表6-4　印象法の分類

操作
　単一印象
　連合印象 ─┬─ 1回法
　　　　　　└─ 2回法(ダブルミックス印象法)

方法
　無圧印象
　加圧印象
　機能圧印象
　ダイナミック印象

目的
　概形印象
　最終印象

C. 印象材の利点, 欠点

a. 寒天印象材

可逆的な熱可塑性を示す弾性印象材である．主成分は寒天で，このほかにほう砂，硫酸カリウム，ケイ藻土を含むが80％を水で占めている．

（1）利点
①親水性なので湿潤環境の口腔内の印象採得に適している．
②印象精度が優れている．
③硬化時間が一定である．
④練和を必要とせず材料が均一である．
⑤ある程度反復使用が可能である（技工室での複模型製作に用いるが，臨床では反復使用しない）．

（2）欠点
①水分が多いため吸水や離液（水）による経時的寸法変化が大きい．
②専用の設備やトレーが必要である．
③引張強さが小さく撤去時に歯肉溝部など細部がちぎれやすい（3ミリ以上の厚さが必要）．
④生活歯に温度刺激を与え局所麻酔が必要なことがある．

ゲル状の寒天を100℃の熱湯に10分間浸漬し（液化槽，boiling bath），ゾル化させてから60℃（貯蔵槽，storage bath）に保存しておく．その後使用時に寒天印象用トレーに盛り，5～10分間約45℃（調節槽，tempering bath）に保存してから，口腔内に挿入し同時に冷却水をトレーの中に還流することにより寒天を硬化させる．

以上は本来の寒天印象法であるが，現在，カートリッジタイプもしくはスティックタイプの寒天印象材とアルギン酸印象材の連合印象法が高頻度で臨床応用されている．

b. アルジネート印象材

不可逆性水性コロイド弾性印象材である．主成分は海藻から抽出された水溶性アルギン酸ナトリウム塩もしくはカリウム塩で，フィラーとしてケイ藻土や石膏などが加えられる．

アルジネート印象材は，粉末に水を加えて練和しゲル化させるものと，ペーストに石膏を加えて練和しゲル化させるものがある．現在では前者が主に使われている．

（1）利点
①流動性が良い．
②弾性に富む．
③操作が簡単．
④安価である．

（2）欠点
①精密印象材より再現性が劣る．
②空気中では乾燥による離液（水）が生じ水中では膨潤が生じるので寸法変化が大きい．
③硬化時間が水温および室温により影響される．
④石膏と反応し模型が荒れることがある．

概形印象，対合歯の印象など広く応用される．

c. ゴム質印象材（ラバー系印象材）

疎水性の非可逆性弾性印象材であり，主成分とするゴムの種類により以下のようなものがある．

（1）ポリサルファイドラバー印象材（チオコールラバー印象材）

ベースはジメチルカプタンで，キャタリストに過酸化鉛や硫黄などを含む弾性印象材である．

〈利点〉
①弾性が良い．
②寸法精度が良い．
③他のゴム質印象材より親水性である．

〈欠点〉
①硬化時間が長い．
②臭いが悪い（硫黄臭）．
③弾性回復に時間がかかる．
④合金中の銅と接着するため，冠などに分離剤（ワセリン）を塗布する必要がある（これを利用

してカッパーバンド個歯トレーを用いることができる).
⑤衣類につくと汚れが落ちない.

(2) シリコーンラバー印象材

ペーストタイプとパテタイプがあり，硬化反応により，縮重合型(ベースはポリシロキサンで，キャタリストにエチルシリケートを含む)と重付加型(ベースはポリジメチルシロキサンで，キャタリストにビニールシランを含む)がある疎水性弾性印象材である．現在は，重付加型が主に使用されている．両者は，異なる化学反応で硬化し互いに接着しないため併用しない．

・縮重合型

〈利点〉
①硬化がシャープである.
②弾性歪みが小さく寸法精度が良い.
③温度による影響が少なく硬化時間が一定である.

〈欠点〉
①硬化後経時的寸法変化がやや大きい.
②長期保存が難しい.

・重付加型

〈利点〉
①硬化がきわめてシャープである.
②硬化後の経時的な寸法変化が少ない.
③無味無臭である.

〈欠点〉
①操作時に温度の影響を受け硬化時間が変動する.

(1), (2)の印象材のうちペーストタイプにはその稠度により以下のように分類される.
①高粘性(heavy body, hard type). 1回法連合印象時のトレー用.
②中粘性(regular body, medium type). 精密印象用(単一印象，連合印象).
③低粘性(light body, injection type). シリンジテクニック用(連合印象).

(3) ポリエーテルラバー印象材

ベースは不飽和ポリエーテルで，キャタリストにアルキルスルフォン酸エステルを含む弾性印象材である.

〈利点〉
①親水性で石膏とのぬれが良い.
②寸法精度が良い.

〈欠点〉
①硬化後，硬いので大きなアンダーカットがあると撤去が困難である.
②硬化後，水分により寸法変化が生じる.
③硬化時間が水分，温度に影響されやすい.
④刺激性の味がする.

従来は，主に咬合採得用の材料として用いられていたが，現在はほとんどシリコーンが使用されている．

D. 歯肉圧排

支台歯形成時，被覆冠の保持増大のため，健全歯質の追求，審美性などの要因により被覆冠の辺縁を歯肉縁下に設定する場合には，辺縁歯肉の損傷が考えられるため，一時的に辺縁歯肉を移動排除して歯肉の損傷を防止するために行う.

印象採得時，歯肉縁下に設定する場合には，辺縁マージンを正確に再現するために行う．この処置を歯肉圧排という．試適時，合着時に辺縁の適合状態の確認をする場合にも行うことがある．このように支台歯形成時，印象採得時，試適時，合着時の各治療過程で必要な処置であるので，それぞれ処置と歯肉圧排の目的について理解するとともに，歯科衛生士の直接行為(部分的に)に入ることから，とくに圧排糸に用いられる薬剤，操作方法について十分理解を深める．

歯肉圧排には，機械的圧排法，機械的薬物的圧排法，外科的圧排法があるが，機械的薬物的

表6-5 圧排糸に用いられる薬剤

塩酸エピネフリン	血管収縮剤
塩化アルミニウム(緩衝液) 硫酸アルミニウム溶液 硫酸カリウム(ミョウバン)溶液 硫酸鉄溶液	収斂剤

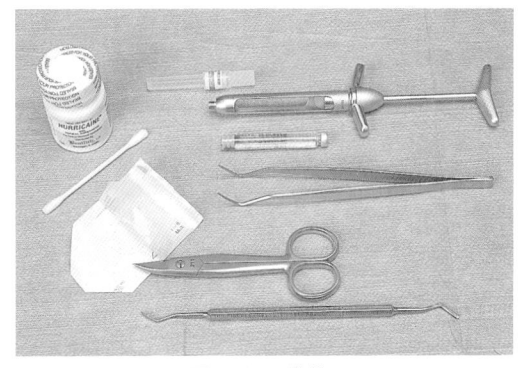

図6-31 準備.

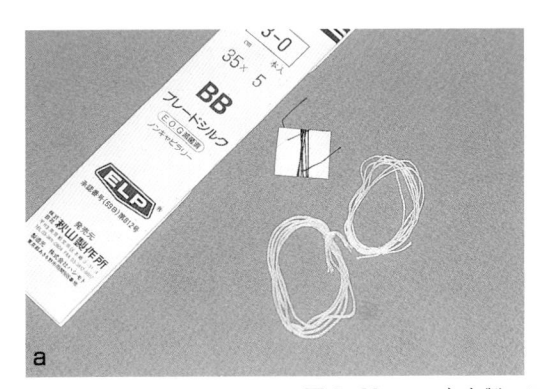

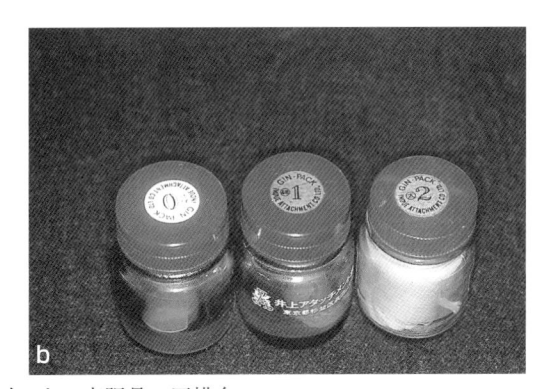

図6-32 a：自家製の圧排糸．b：市販品の圧排糸．

圧排法が一般的で効果的であるため選択される場合が多い．

a. 歯肉圧排法

1) 機械的圧排法：

暫間歯冠，綿糸，ストッピングなどにより機械的に辺縁歯肉を排除する．

2) 機械的薬物的圧排法：

薬剤(塩酸エピネフリン，塩化アルミニウム，硫酸アルミニウムなどの作用により歯肉溝から出血や滲出液を抑制する)を染込ませた圧排糸を使用して機械的圧排法を併用する(表6-5).

3) 外科的圧排法：

電気メスにより遊離歯肉を外科的に切除する．

b. 機械的薬物的圧排法の操作

《準備》

表面麻酔，局所麻酔，圧排糸，圧排器，ピンセット(図6-31, 32)

《補助》

①問診などによりアレルギーの既往がある場合には術前に薬物を確認する．

②圧排糸は，歯肉溝に合った太さを選択する．それから辺縁歯肉相当部を観察し，圧排糸の長さを決定する．この際，同部が波形状を呈することが多いのでこれを加味して全周より数ミリ長い圧排糸を用意する．したがって，観察から予想した長さより必要な圧排糸の長さは長くなる．切断された圧排糸のよりをもどしピンセットで保持する(図6-33).

③必要に応じ表面麻酔，浸潤麻酔をする．

④患歯付近を防湿(薬効の向上のため)し，通常近心歯間乳頭部より圧排器で歯肉溝に圧入するが，圧排器の圧入方向は辺縁歯肉を側方に押

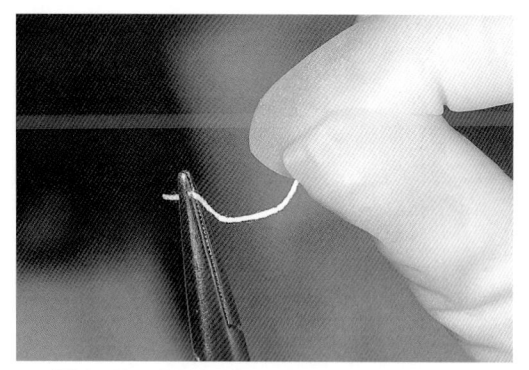

図6-33 必要な長さに切断された圧排糸.

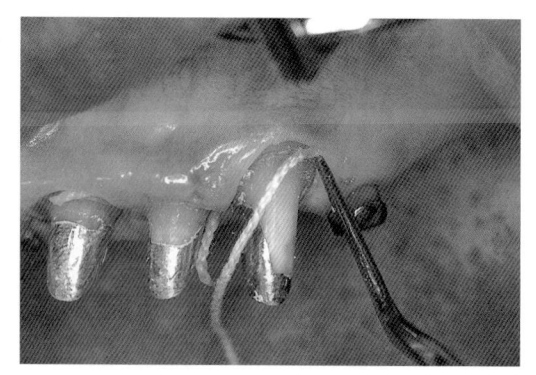

図6-34 歯肉圧排操作.

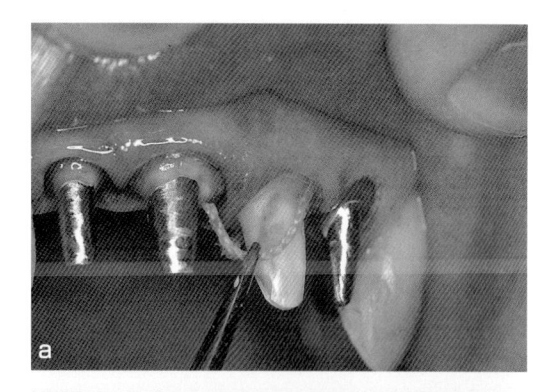

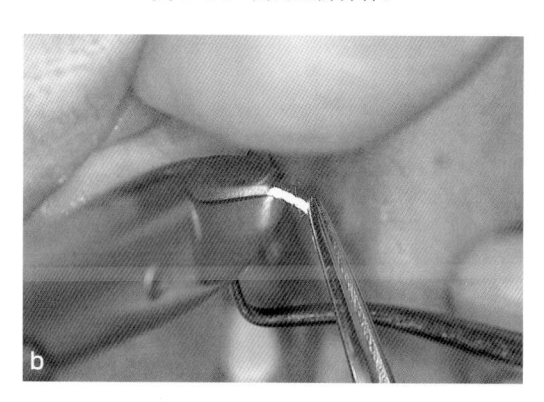

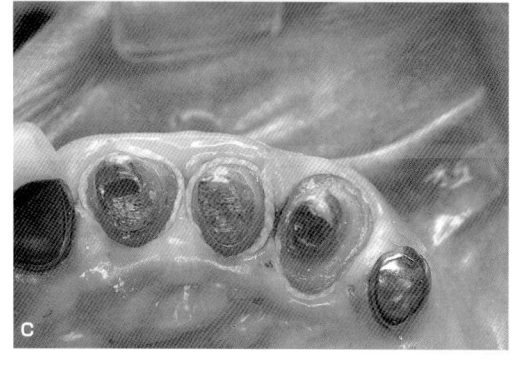

図6-35 a,b：数ミリ圧排糸を残す．c：歯肉圧排された状態.

すようにしかつ歯面に沿って圧排する．この際，圧排糸は全部圧入するのでなく圧排糸が見える状態にとどめる．圧排糸は，過度に圧入しすぎると辺縁歯肉の損傷や歯周靱帯の断裂などにより，歯肉退縮の危険性があるため十分配慮する（図6-34）.

⑤患歯を全周圧排したら数ミリ圧排糸を残す（圧排糸除去時のため）．圧排の終了時間を記録し，所定圧排時間になったらピンセットで保持し患歯の軸面内方向にむけて辺縁歯肉を刺激しないようにゆっくりと除去する（図6-35）.

c．二重歯肉圧排

支台歯形成時は，辺縁歯肉損傷の防止，形成の目標などを目的とし，印象採得，試適，装着時に出血や滲出液が多い場合，包帯としての目的のためこの方法が選択される．最初に，細い圧排糸（通常綿糸の黒色の圧排糸）を圧入し，次に歯肉溝に合った太さの圧排糸を前述の術式に

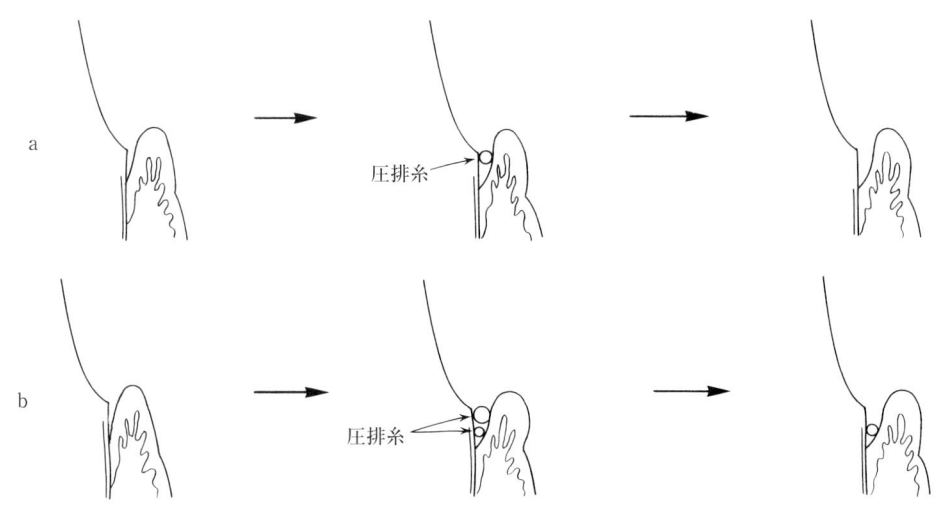

図6-36 a：歯肉圧排．b：二重歯肉圧排．

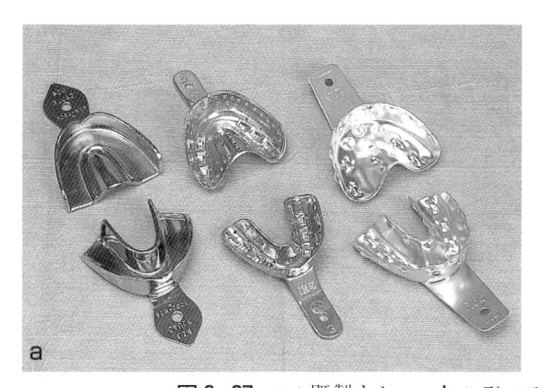

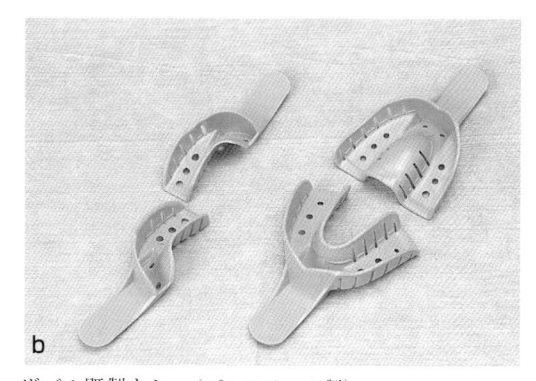

図6-37 a：既製トレー．b：ディスポーザブル既製トレー（プラスチック製）．

従い圧排する．所定の時間が経過したら太い圧排糸を除去し，細い圧排糸は残したまま支台歯形成などの処置をする．処置終了後，絶対に細い圧排糸の除去を忘れないようにする（除去しないと歯周疾患の誘発のおそれがある）（図6-36）．

E．印象用トレー

印象材を盛る受け皿用の器具のことであり把持部と印象材を盛る体部からなる．トレーは，大別して既製トレー（市販）と，患者ごとに作製する各個トレーがある．

a．印象用トレーの分類

1）既製トレー：上下歯列弓とその周辺組織の解剖学的平均値から大きさ，形態が決められており多種類のトレーが作られている．トレーの材質は主に金属製（ステンレス，ブリタニアメタル，アルミニウムなど）が多く，プラスチック製などもある．種々なトレーが存在するが，症例や使用する印象材から用途に合ったトレーで，大きさは患者の歯列のアーチに合わせ，最後臼歯より5～10mm程度遠心に長いトレーを選択する（図6-37）．

2）各個トレー：個人トレー（歯列全体）と個歯トレー（支台歯，橋脚歯）がある（図6-38）．

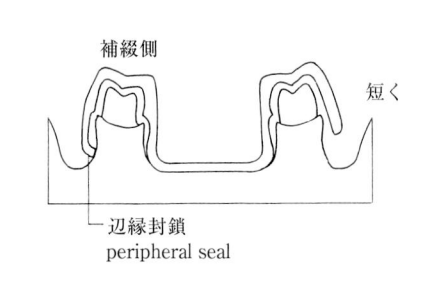

補綴側　短く

辺縁封鎖
peripheral seal

a

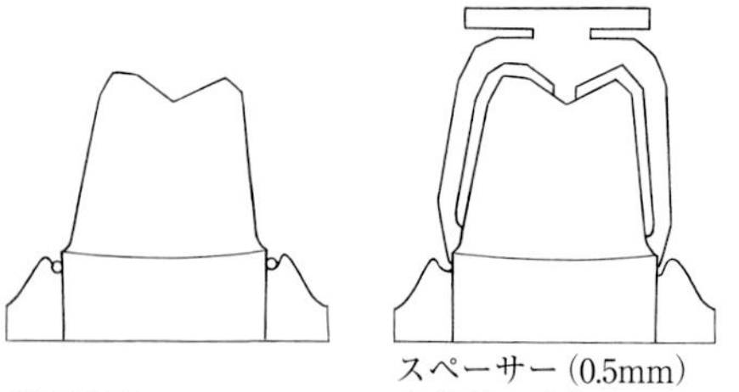

概形印象　スペーサー(0.5mm)
　　　　　接着剤の塗布
　　　(0.5mm)　口腔内にて歯頸部再調整
　　　　　　　　（即時重合レジン）

b

図6-38　各個トレー．a：個人トレー．b：個歯トレー．

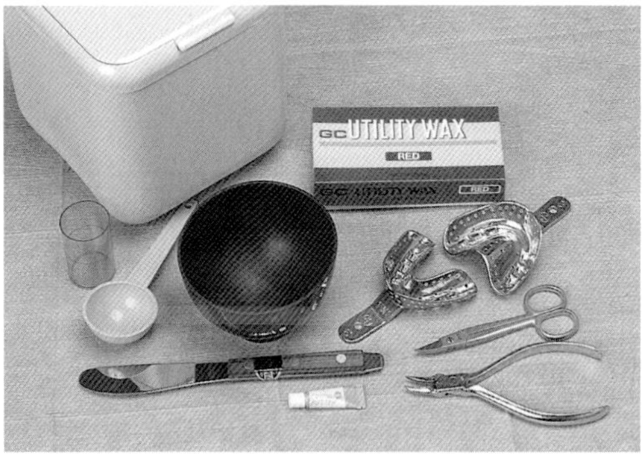

図6-39　準備．

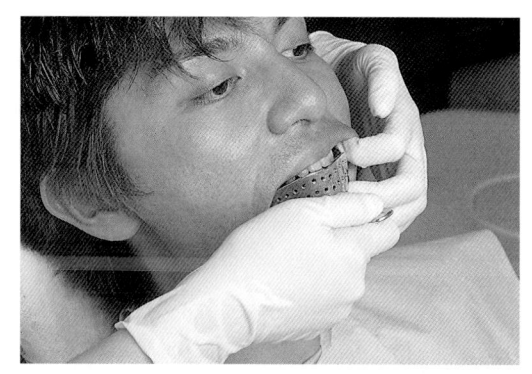

図6-40　口腔内試適．

F．印象採得

a．アルジネート印象材による概形印象採得

概形印象採得は，歯科衛生士の直接行為に入ることから，印象材の組成，操作方法について十分理解を深める．

《準備》

アルジネート印象材，既製有孔トレー（上顎・下顎用），ラバーボウル，アルジネート用スパチュラ，金冠ばさみ，ユーティリティーワックス，ワセリン（**図6-39**）

《補助》

①患者に印象採得の経験の有無を聞き，嘔吐反射の既往がある場合には，患者の体位，印象材の量，鼻呼吸などの対策を講じ，加えて不安感を静める説明をする．それでも印象採得が不可能であるなら口蓋部，舌根部に表面麻酔をする方法もある．しかし，あまり効果的ではない．印象採得の経験の有無にかかわらず前述の対策が必要と判断されたらこれを行う．

②患者はゆったりした状態で座位の体位にし，上顎の印象採得では上顎歯列が床と水平になるように，下顎の印象採得では下顎歯列が床と水平になるようにヘッドレストを調節する．

③患者の上下顎ならびに骨隆起，小帯などをよく観察しその大きさに合うトレーを選択する（**図6-40**）．

④選択されたトレーを横向きにしてから，片方の手で口角部付近を牽引し，トレーを口腔内に挿入して適合状態を確認する．トレーの外形部の不足もしくは過剰部分があったら調整する（**図6-41**）．

⑤患者の上下口唇部を中心にワセリンを塗布する（**図6-42**）．

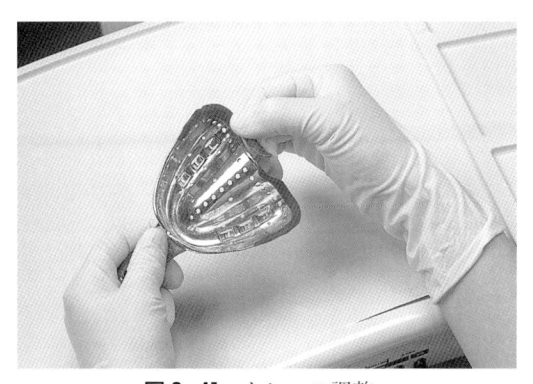

第6章 歯冠補綴・橋義歯補綴の診療補助 59

図6-41 トレーの調整.

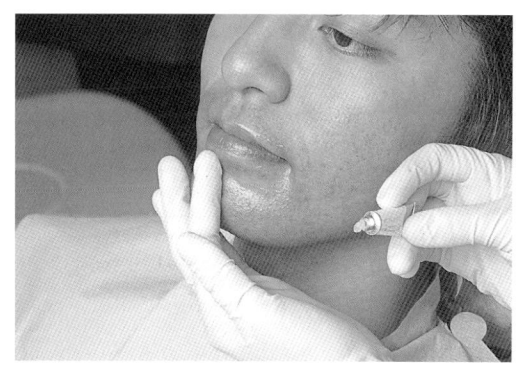

図6-42 ワセリンを塗布する.

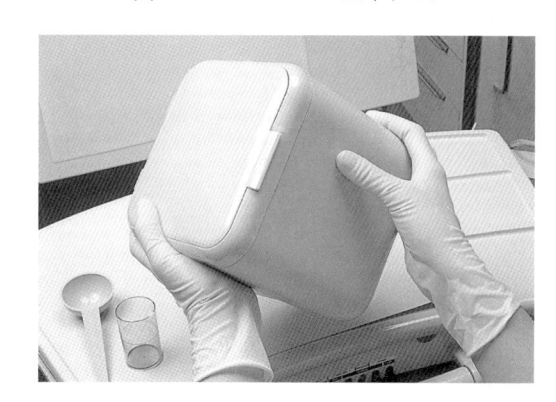

図6-43 粉末をフワフワな状態にする.

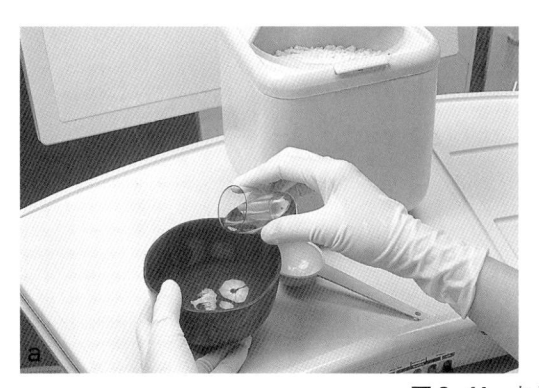

図6-44 水と印象材の計量.

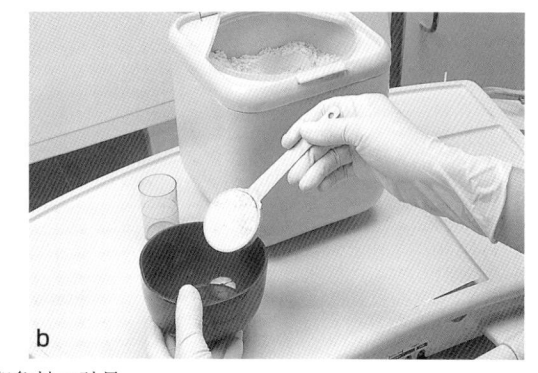

⑥アルジネート印象材の缶を粉末がフワフワな状態になるように蓋をしたまま横にしてころがす(図6-43).

⑦メーカー指示の混水比から必要量の水(20℃前後がよい)をラバーボウルに入れ(粉末が先でもよいが水と粉のなじみからは水が先のほうがよい),それから計量カップで必要量の粉末を入れる(図6-44).

⑧片手でしっかりとラバーボウルを保持して片方の手でスパチュラをたて,粉末が飛ばないように水になじませたのち,すばやくスパチュラを回転させながら練和する.それからラバーボウルの壁面に印象材をすりつけるように(気泡をとりのぞくため)練和し,クリーム状(適正な練和での表面の状態,流れの状態をよく観察する)になったら練和を終了する(図6-45).

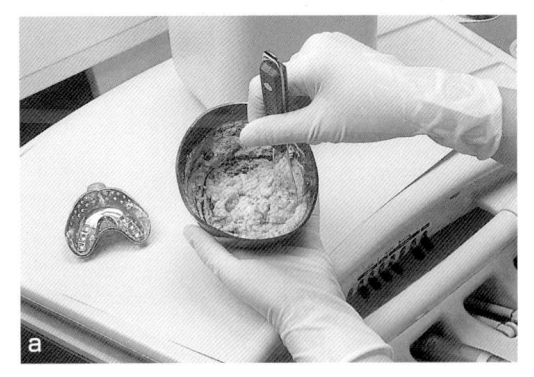

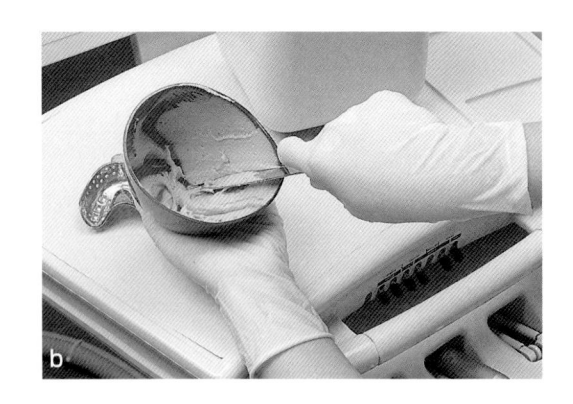

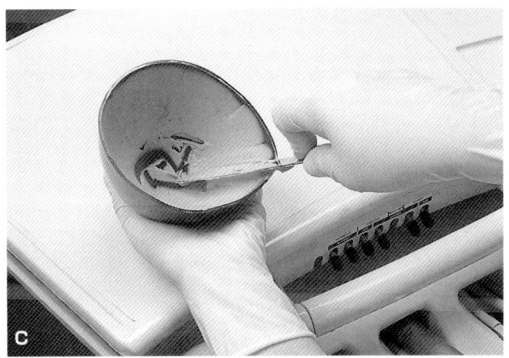

図6-45 a：粉末を水になじませる．b：スパチュラをラバーボールの壁面にすりつける．c：クリーム状に練和された状態．

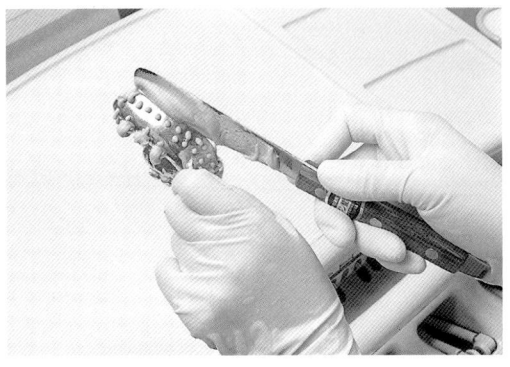

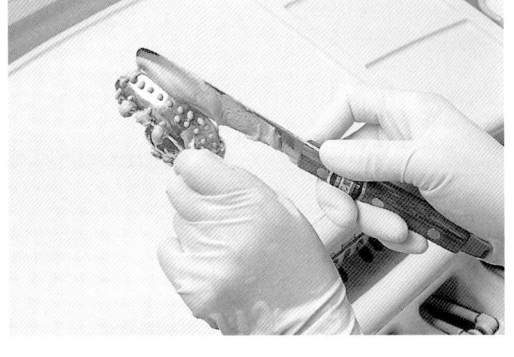

図6-46 トレーに印象材を盛る．

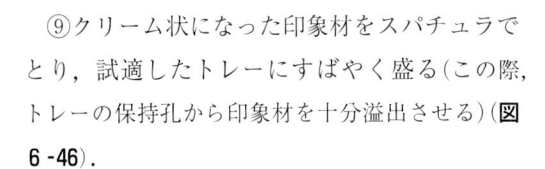

⑨クリーム状になった印象材をスパチュラでとり，試適したトレーにすばやく盛る（この際，トレーの保持孔から印象材を十分溢出させる）（**図6-46**）．

⑩印象する部分をスリーウェイシリンジにて乾燥し，指で印象材を咬合面や隣接面にすり込み，つづいて印象材が盛られているトレーを試適時と同様に口腔内に入れ，所定の位置に圧接し両手で保持する（**図6-47**）．

⑪硬化が終了したら，印象辺縁からスリーウェイシリンジにて空気を送り込みながら一気に撤去する（**図6-48**）．

⑫撤去後，目的とする範囲の印象が採得されているか，気泡がないか，前歯切端部・臼歯咬頭頂部に印象材の厚みがあるか，トレーから印象材がはがれていないかなどを確認する．その後，唾液，血液などを流水下にてよく洗い流す（**図6-49**）．

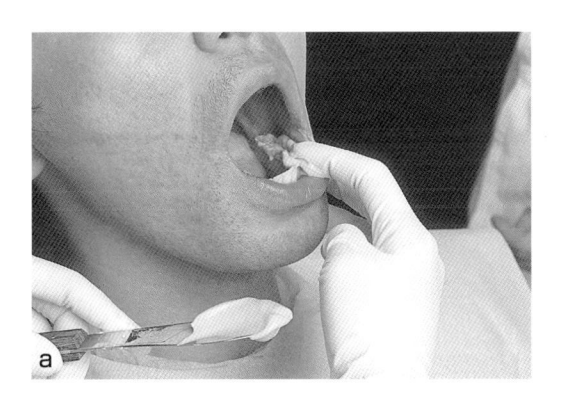

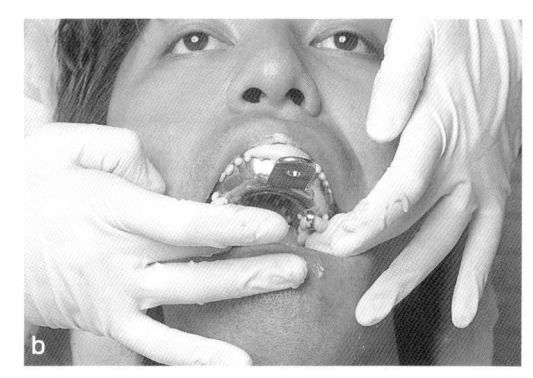

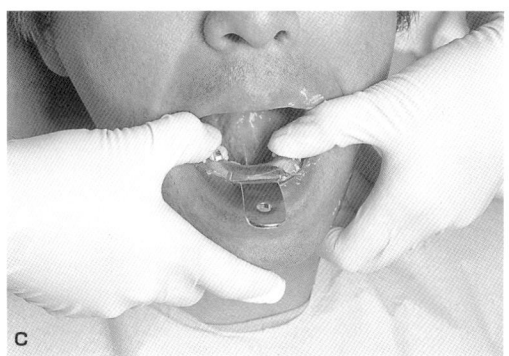

第6章　歯冠補綴・橋義歯補綴の診療補助　61

図6-47　a：口腔内を乾燥してから印象材をすり込む．b：上顎の保持．c：下顎の保持．

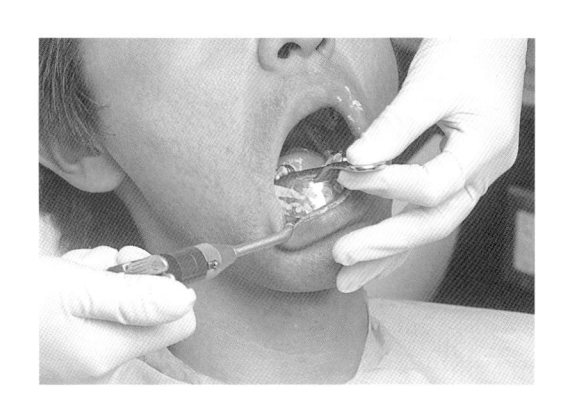

図6-48　印象を撤去する．

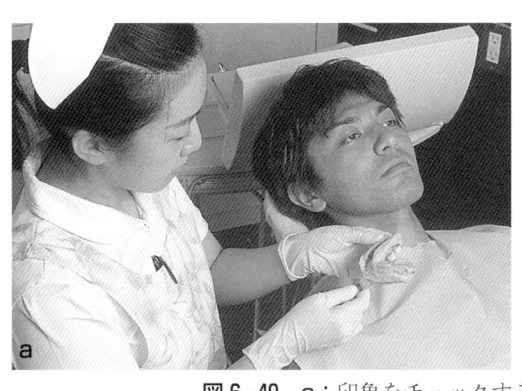

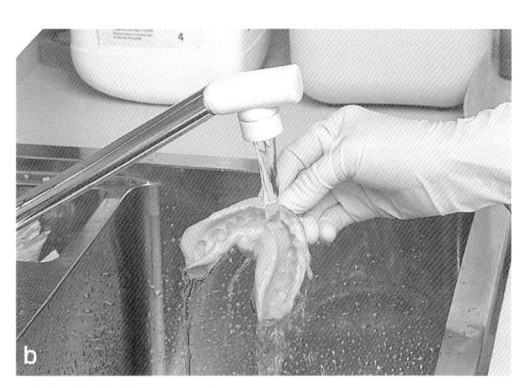

図6-49　a：印象をチェックする．b：印象を流水下できれいにする．

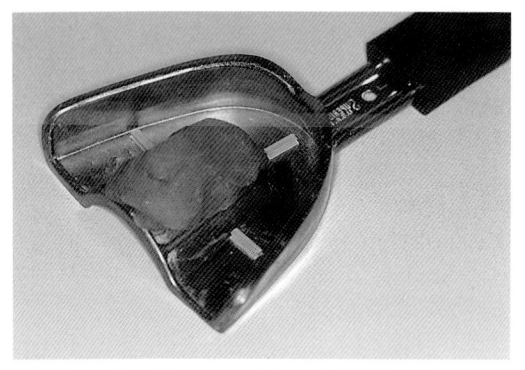

図6-50 寒天印象専用トレーの調整.

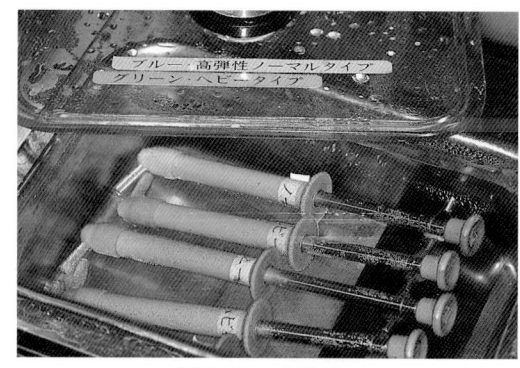

図6-51 貯蔵槽.

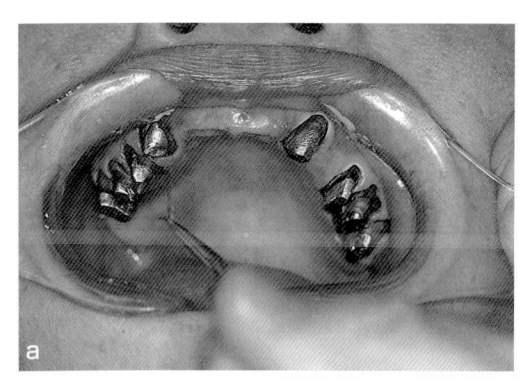

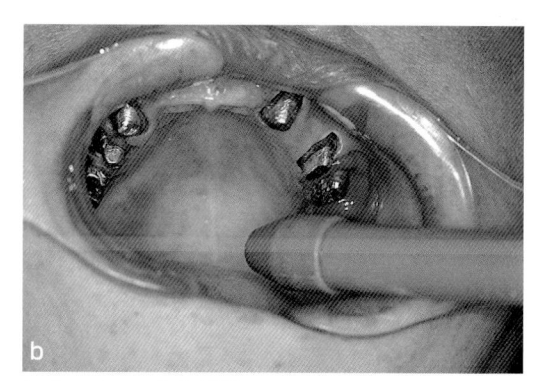

図6-52 a：圧排糸除去．b：シリンジにて印象採得．

b. 寒天印象材あるいはアルジネート印象材とインジェクションタイプの寒天印象材による精密印象採得

《準備》

寒天印象材（あるいはアルジネート印象材），寒天印象専用トレー（あるいは既製有孔トレー），インジェクションタイプの寒天印象材

《補助》

①a.の①～⑤までの操作を行う（図6-50）．

②支台歯に歯肉圧排をする．

③貯蔵槽に浸漬されているインジェクションタイプのシリンジを取り出し，先端のキャップをはずし術者に手渡す（図6-51）．

④術者は，③と同時に歯肉圧排糸を除去し支台歯周囲を乾燥した状態にする．支台歯の辺縁部から寒天を注入する（図6-52）．

⑤シリンジを手渡したらすぐに貯蔵槽よりチューブに入った寒天を専用トレーに盛る（あるいはアルジネート印象材を既製有孔トレーに盛る）（図6-53）．

⑥シリンジを術者から受け取り印象材が盛られたトレーを術者に手渡す．

⑦口腔内の所定の位置に保持できたら，ゲル化させるためチューブ内に水を循環させる（寒天印象材の場合）（図6-54）．

⑧ゲル化を確認後，口腔内よりトレーを一気に撤去する．その後，適正な印象であることを確認してから流水下で洗い流す（図6-55）．

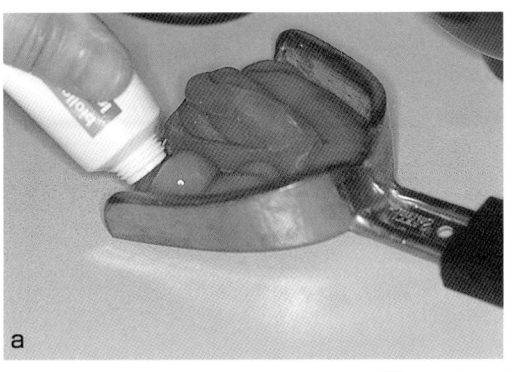

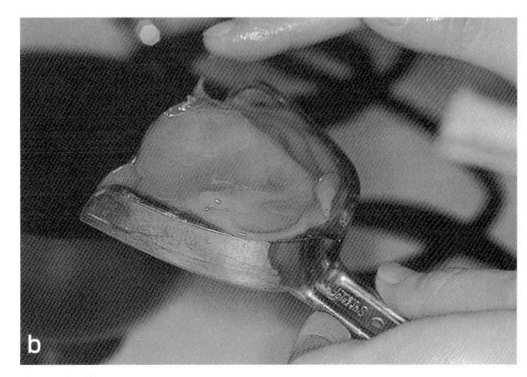

第6章 歯冠補綴・橋義歯補綴の診療補助　63

図6-53　トレーに寒天を盛る．

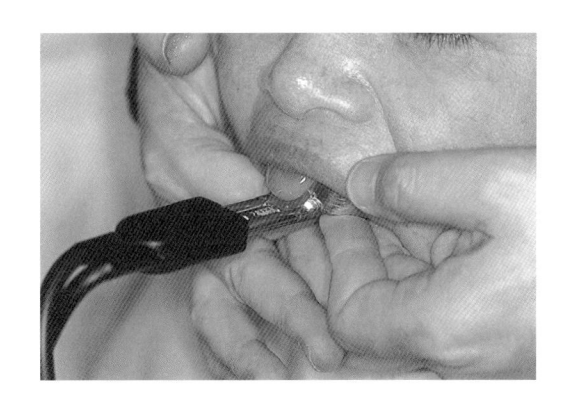

図6-54　口腔内にトレーを保持．

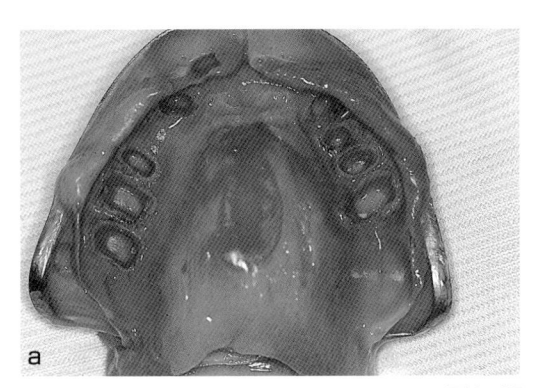

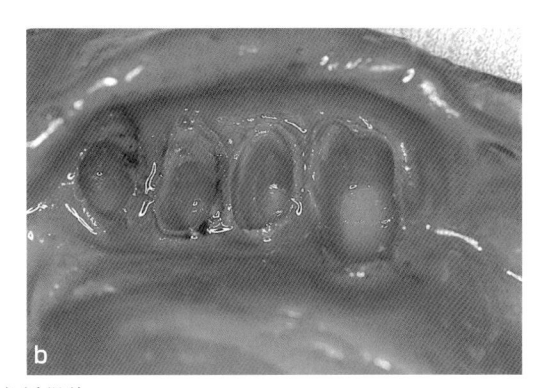

図6-55　印象採得後．

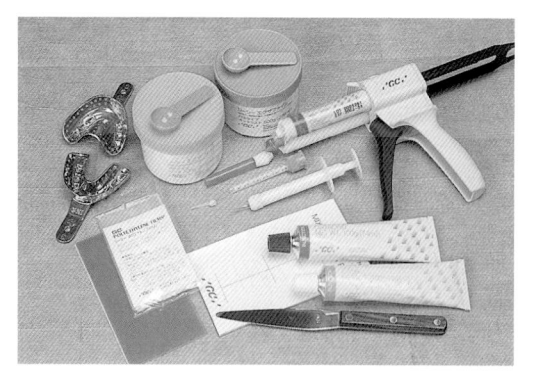

図6-56 準備.

c. シリコーンラバー印象材(重付加型)による精密印象採得(2回法,連合印象)

《準備》

シリコーンラバー印象材(インジェクションタイプ),パテタイプ印象材,既製有孔トレー(上顎,下顎),パラフィンワックスまたはビニールシート,遅延材,練和紙,スパチュラ,印象用シリンジ(図6-56,57).

《補助》

① a.の①〜⑤まで操作を行う.

②支台歯に歯肉圧排をする.

③スペーサーとしてパラフィンワックスを軟化し,乾燥した歯列に圧接する.この際,咬合面を押しすぎるとスペーサーが薄くなるので頬側から圧接するようにする.パラフィンワックスのかわりにビニールシートを使用することもある.

④パテタイプの印象材を計量カップで同量とり,薄くのばした形状にし,指先ですばやく練和する(グローブは,プラスチック製のノンパウダーを使用するのが好ましい.ゴム製でパウダーを使用すると,ゴムに添加されている硫黄などがパテタイプ印象材の硬化を阻害することになる)(図6-58).

⑤トレーにパテを盛り,トレーの保持孔から十分パテを溢出させるとともに指で凹状にする.口腔内に挿入し硬化後撤去して一次印象が適正

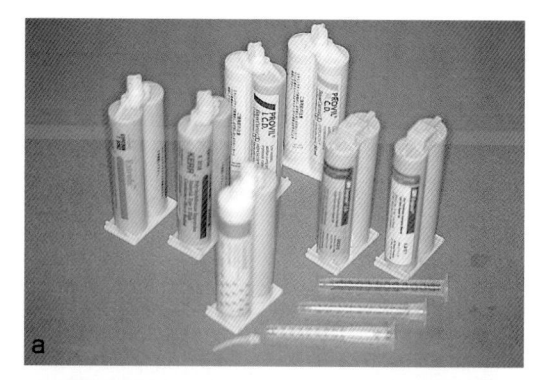

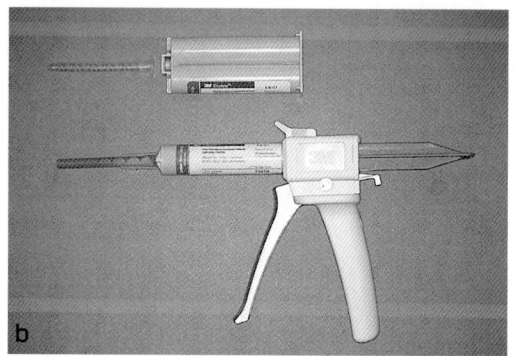

図6-57 練和操作が不用な各種ガンタイプの印象材.

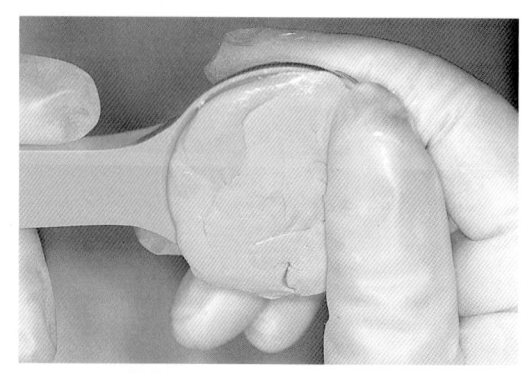

図6-58 パテタイプの計量.

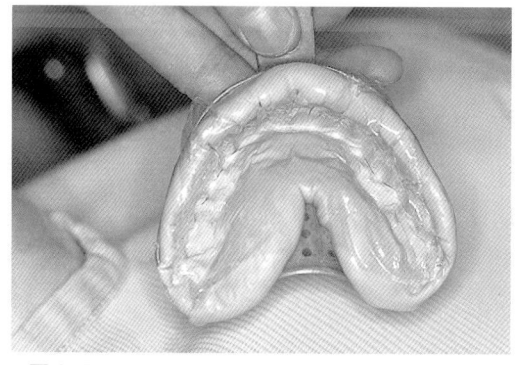

図6-59 ビニールシートを使用した一次印象.

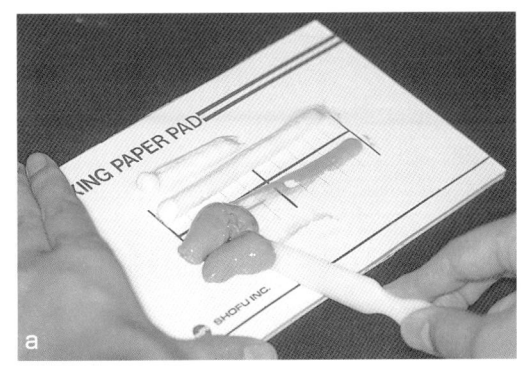

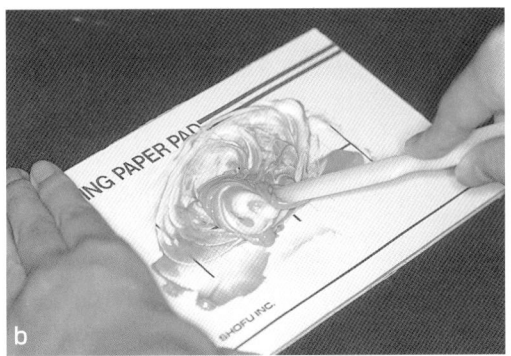

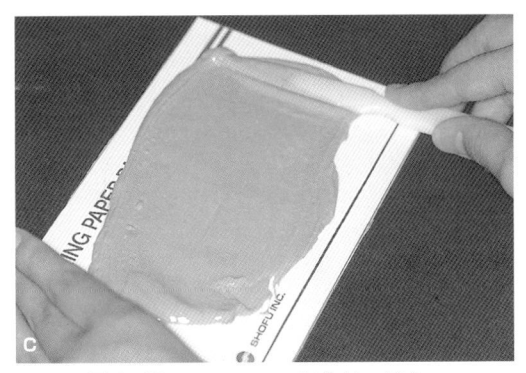

第6章 歯冠補綴・橋義歯補綴の診療補助　65

図 6 -60　シリコーン印象材の練和.

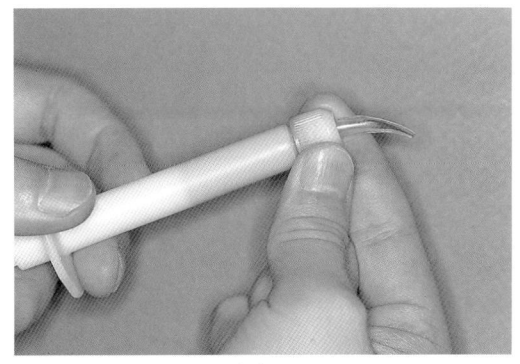

図 6 -61　印象用シリンジ.

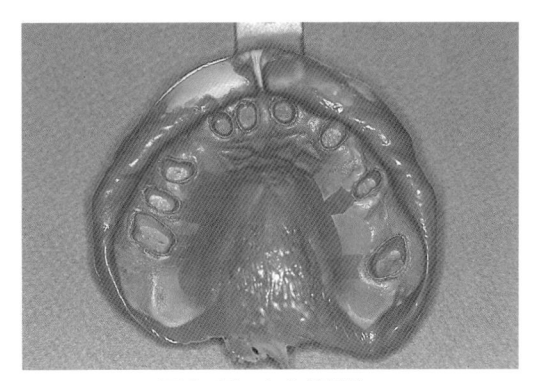

図 6 -62　印象採得後.

に採得されているか確認する(図 6 -59).

⑥シリコーンラバー印象材のベースとキャタリストを同量練和紙上に用意する．遅延材の混入の指示があったら練和直前に数滴滴下し，練和を開始する．まずベースとキャタリストをスパチュラを立ててすばやく回転し混和する．ベースとキャタリストが均等に混ざったら，スパチュラの面で印象材を練和紙に圧接しながら伸ばすように練和する(これにより混入した気泡を追い出す)(図 6 -60).

⑦印象用シリンジに練和された印象材をすばやく挿入し，シリンジのチップまで印象材が送り込まれているか確認し術者に手渡す．この際，術者は支台歯に挿入されている歯肉圧排糸の除去ならびに口腔内乾燥など術前準備のため，術者の動線が口腔内からずれないように手渡す(図 6 -61).

⑧術者が印象用シリンジで操作中，一次印象されたトレーにスパチュラでシリコーン印象材を印象部に均等に盛る．術者が印象用シリンジ操作を終了すると同時にトレーを手渡す．

⑨術者より印象採得されたトレーを手渡されたら，唾液，血液などを流水下でよく洗い流す(図 6 -62).

⑥～⑧までの操作は印象材の操作時間が比較的短いため，術者と歯科衛生士の敏速で手際の

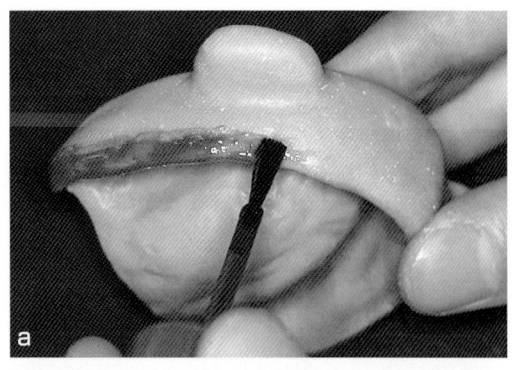

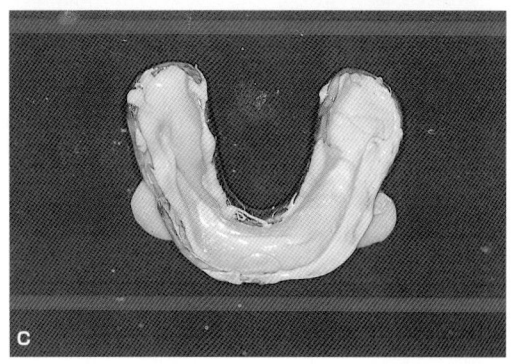

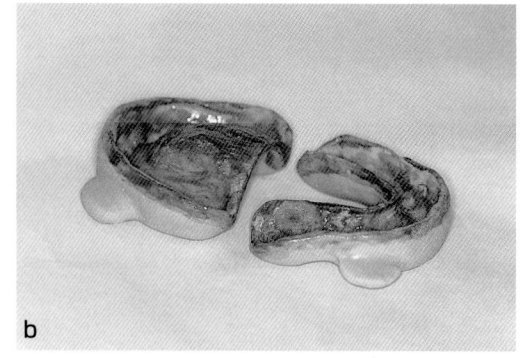

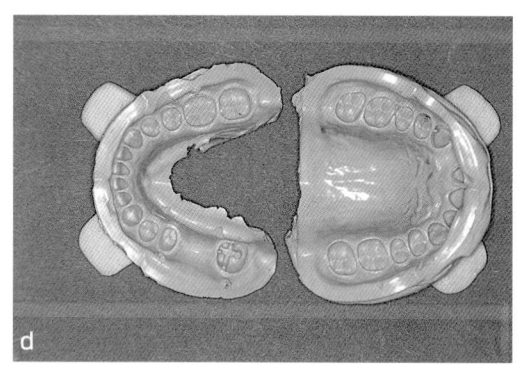

図6-63 a：個人トレーにシリコーン印象材専用接着材を薄く一層塗布する．b：乾燥させる．c：練和したシリコーン印象材をシリンジに入れ術者に手渡し個人トレーにも盛る．d：印象採得後．

よい連携動作が必要である．

d．シリコーンラバー印象材（重付加型）による精密印象採得（1回法，連合印象）

2回法で使用した器具，器材でパラフィンワックスまたはビニールシートを除く．2回法では，パテタイプ印象材を口腔内で硬化させてから口腔外に撤去し，その後シリコーン印象材をトレーに盛り印象採得するが，1回法ではパテタイプとインジェクションタイプを同時に練和し硬化させる．1回法では，シリコーンラバー印象材を練和してから印象用シリンジに挿入し術者に手渡す．その直後パテタイプ印象材を練和し，トレーに盛りつけその上にシリコーンラバー印象材を盛る．術者が印象用シリンジ操作が終了したら同時に印象材が盛られたトレーを手渡し印象採得する．

e．個人トレーを用いたシリコーンラバー印象材による精密印象（図6-63）

6-4．咬合の記録

A．咬合採得

上顎は頭蓋骨の一部分であることから固定されており，これに対して，下顎は顎関節を介して咀嚼筋により，上下，前後，左右に運動する．この3次元的位置関係の中で中心位あるいは中心咬合位における上下顎の位置を記録することを咬合採得という．咬合採得は，顎間記録，咬合記録（インターオクルーザルレコード，インターオクルーザルレジストレーション）を採得することであり，言い換えると上下歯列の位置関係を記録することである．補綴物製作のため支台歯

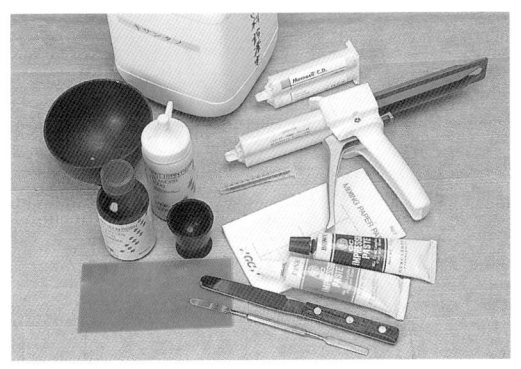

図6-64　各種咬合採得使用材料．

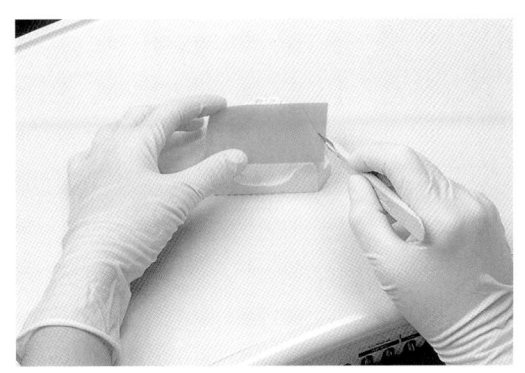

図6-65　パラフィンワックスシートのトリミング．

形成，印象採得と学んできたが，印象採得により得られる上下顎模型は咬合記録を介して咬合器に付着されることによりはじめて，患者固有の咬合関係が再現可能となり技工操作を行うことができるのであり，咬合採得は重要な操作である．

a．使用材料

1）ワックス：

種々なバイトワックスが市販されているがパラフィンワックスが簡便でもっとも普及している．軟化や記録の取り扱いが適正でないと顎位の偏位や浮き上がりなど不正確な咬合採得になるので気をつける．

2）弾性印象材：

ポリエーテルラバー，低弾性シリコーンラバーなどがあるが，現在は後者が高頻度に使用されている．流動性が良好で正確な咬合採得ができる．最近は，ガンタイプの咬合採得用シリコーンラバーがあり取り扱いが簡単である．

3）酸化亜鉛ユージノール：

冠・橋義歯の場合は，金属フレームに張ったガーゼや和紙で補強し材料の脆さを補って使用したり，ワックスやレジンと併用する．使用時歯列にワセリンを薄く塗布するとよい．

4）石膏，レジン：

後方臼歯の咬合支持がなく不安定な場合や，広範囲な冠・橋義歯の症例で上下顎支台歯同士が対向して間隙が大きい場合に使用する（図6-64）．

b．パラフィンワックスの咬合採得

《準備》

パラフィンワックスシート，ラバーボウル

《補助》

①術前に研究用模型の上顎模型を参考にし，両側の犬歯から大臼歯まで咬合面を覆うようにパラフィンワックスシートを台形状にトリミングしておく（図6-65）．

②患者体位は座位とする（咬合させたとき咬合平面と床面が平行になるようにする）．

③ラバーボウルに約50℃の温水を用意し，その中にトリミングされたパラフィンワックスシートを入れる．表面が一層白くなる程度になったら術者に手渡す（図6-66）．

④事前に術者は，中心咬合位に下顎を誘導させ咬合接触関係を観察する．歯列を水洗乾燥させ軟化されたパラフィンワックスシートを犬・小大臼歯部に軽く圧接し，下顎を中心咬合位に誘導しながら咬合接触点部が穿孔するぐらい咬合させるとともに事前の中心咬合位と変化がないか確認する（図6-67）．

⑤術者の指示があったら，エアで冷却しパラフィンワックスシートが硬化したらゆっくり開口させ変形しないように注意しながら撤去する．

68

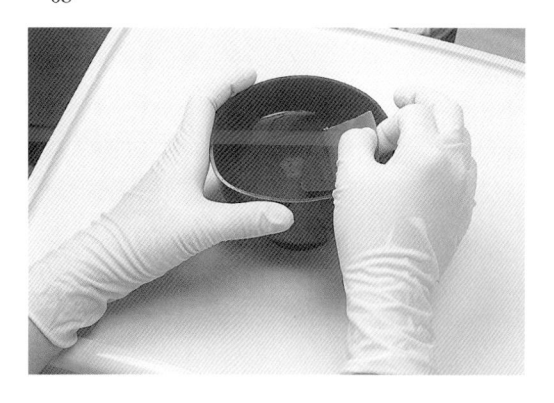

図6-66　パラフィンワックスの軟化.

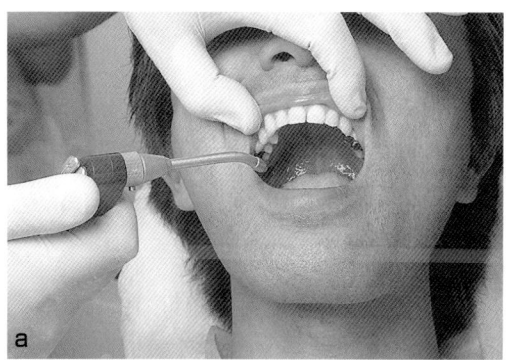

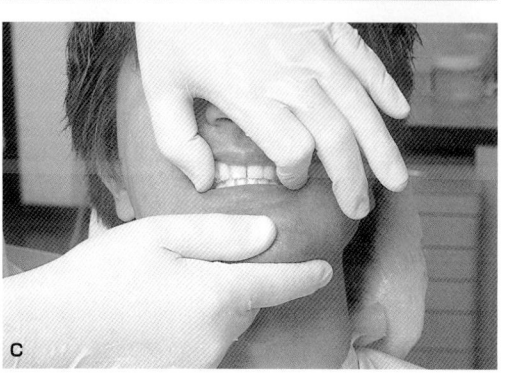

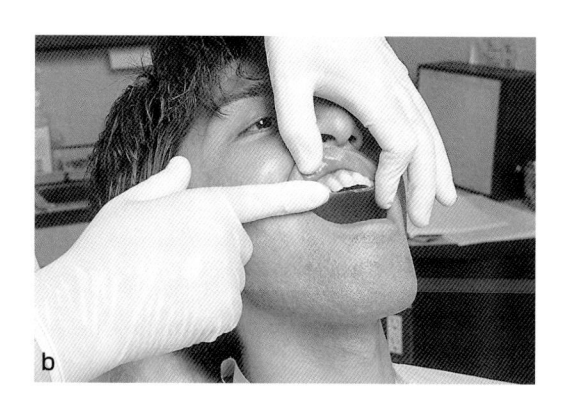

図6-67　咬合採得操作.

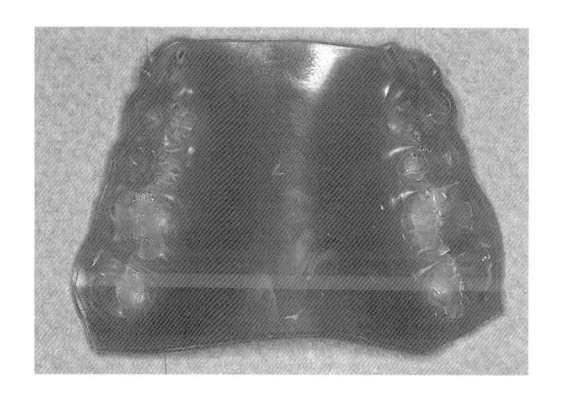

図6-68　パラフィンワックスシートでの咬合採得.

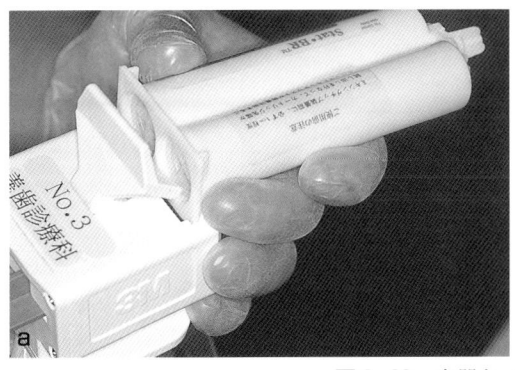

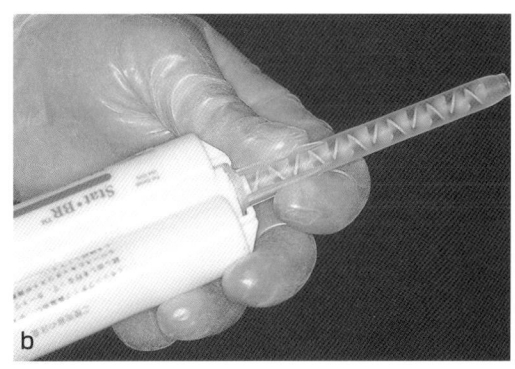

第6章 歯冠補綴・橋義歯補綴の診療補助　69

図6-69 容器とミキシングチップの装填.

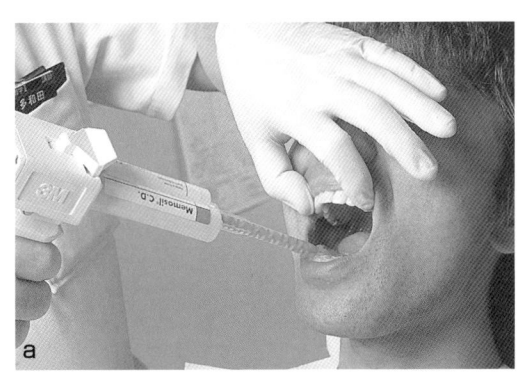

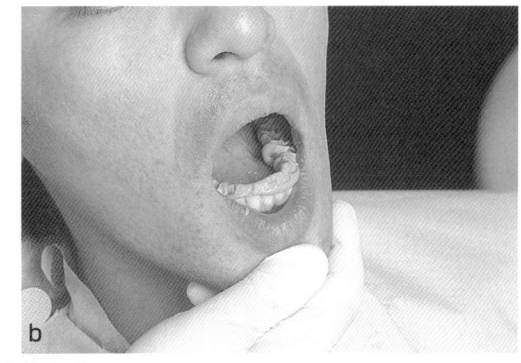

図6-70 咬合採得操作.

撤去後，咬合接触部が穿孔しているか確認し室温水中に保管する(図6-68).

c. ガンタイプの咬合採得用シリコーンラバーの咬合採得

《準備》

ガンタイプ咬合採得用シリコーンラバー一式

《補助》

①患者体位は座位とする.

②ガンに咬合採得用シリコーンラバーの容器とミキシングチップを装填する(図6-69).

③事前に術者は，中心咬合位に下顎を誘導させ咬合接触関係を観察する．術者より指示があったら印象材をミキシングチップから少し出し，練和されているか確認しすばやく術者に手渡す.

④術者は，下顎最後臼歯部の機能咬頭から同側の中切歯切端付近まで一気に注入し，ひきつづき反対側も同様に注入して中切歯切端部で一塊となるようにする．すばやく，下顎を中心咬合位に誘導する(図6-70).

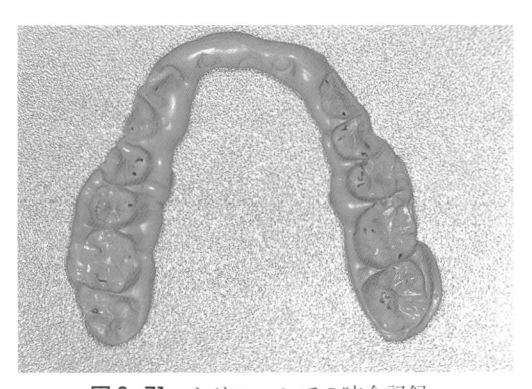

図6-71 シリコーンでの咬合記録.

⑤硬化確認後，患者に開口(シリコーンラバーが咬合面の裂溝などに入り込んでいるため開口にかなり抵抗があるので事前に説明する)させ臼歯より慎重に一塊とし撤去する．咬合接触点部の穿孔を確認し室温にて保管する(図6-71).

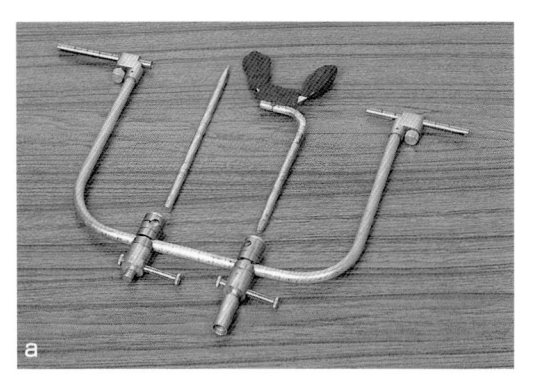

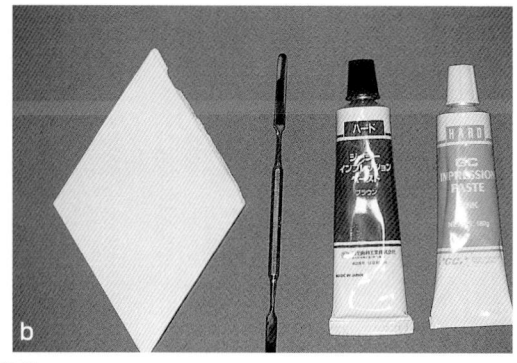

図6-72 準備.

B. フェイスボウトランスファー

フェイスボウ(顔弓)とは，顎関節に対する上顎の位置関係を記録し，同じ位置関係で咬合器の開閉軸に対して上顎模型をとりつけるための装置である．

フェイスボウを使用し顎関節に対する位置的関係を計測して，咬合器に移すことをフェイスボウトランスファーという．この方法で咬合器に装着された模型は，生体と同様な位置関係で開閉運動が行えるため，咬合面形態の再現はフェイスボウトランスファーを行わないときよりもより生体に調和した補綴物になる．フェイスボウを顔面の後方に2つ(左右下顎頭)，前方に1つ(眼窩下切痕など)の計3点の基準点を設定して位置ぎめすることにより，患者の顎関節に対する上顎の位置的関係を咬合器に再現することができる．

a. フェイスボウ

3つの基準点のうち前方基準点については，各種咬合器で設定点が異なるが基本的には以下のごとくである．

1)顔面の後方2点・これを後方基準点といい，生体の左右の顎関節顆頭(蝶番点，蝶番軸点，平均的顆頭点)2点を軸として設定する．この設定の器具は，左右顆頭指示桿である．また，平均的顆頭点は，外聴道孔で支持する(イヤーロッドタイプ)顔弓(クイックマウントフェイスボウ)で容易に設定できる．

2)顔面の前方1点・これを前方基準点といい，顔面(眼窩下点，咬合器の種類によっては鼻翼下縁点)の解剖学的部位を設定する．この設定の器具は，前方基準点桿(オルビタールポインター，レファランスポインター)である．

顔弓の構成は1)，2)の器具と上顎歯列・顎堤の位置を記録するバイトフォークとこの3つの器具を連結するための弓状の桿からなる．

b. フェイスボウトランスファーの操作

《準備》

フェイスボウ(顔弓)一式，モデリングコンパウンド(歯の欠損状態からレジン，パラフィンワックスを使用する場合がある)，ラバーボウル，ガーゼ，酸化亜鉛ユージノール，印記用のペン，ナイフ，ワセリン(**図6-72**)．

《補助》

①患者は座位の姿勢にし，術者の指示で術者とともに後方基準点，前方基準点，基準平面をペンで皮膚上にマークする(**図6-73**)．

②ガーゼを敷いたラバーボウルに温水(55℃以上)を注いで，その中にモデリングコンパウンドを入れ軟化する．バイトフォークに前歯部と臼歯部3か所に厚さ5～7mm程度の軟化したモデリングコンパウンドをブロック状に盛り術者に手渡す(**図6-74**)．

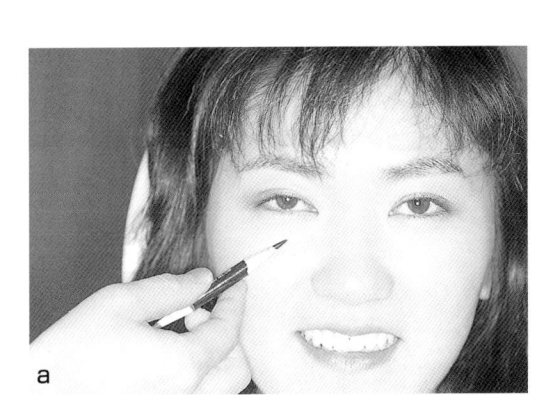

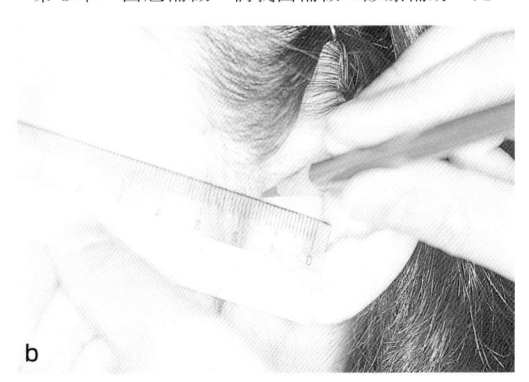

図6-73 基準点の印記.

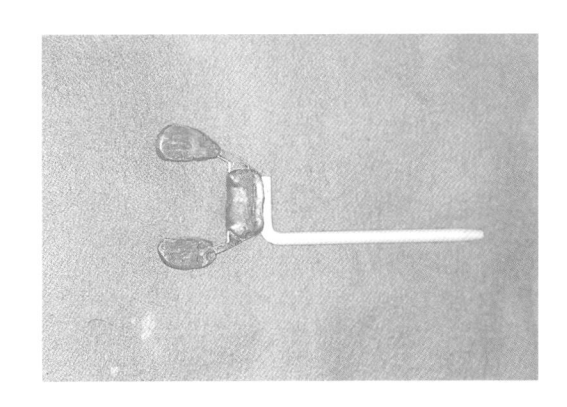

図6-74 ブロック状にする.

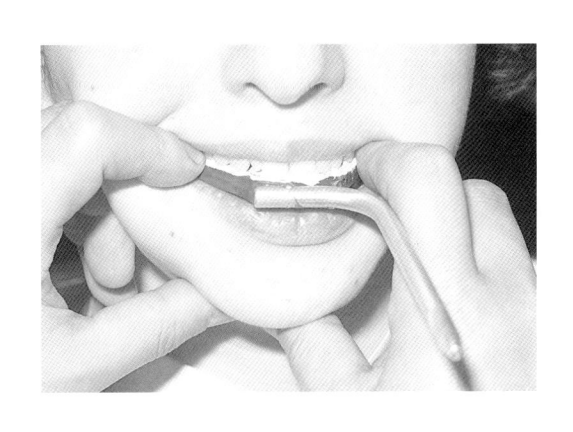

図6-75 バイトフォークの位置づけをする.

③術者は，口腔内にバイトフォークを挿入し適正な位置に設定する（**図6-75**）．
④口腔から撤去されたモデリングコンパウンドに印記された咬合面部をナイフで咬頭頂の圧痕部のみを残すようにカットする．
⑤口腔内の歯列に薄くワセリンを塗布する．
⑥酸化亜鉛ユージノールペーストを1cmずつ練和紙に出し，練和した後ペーストを咬頭頂

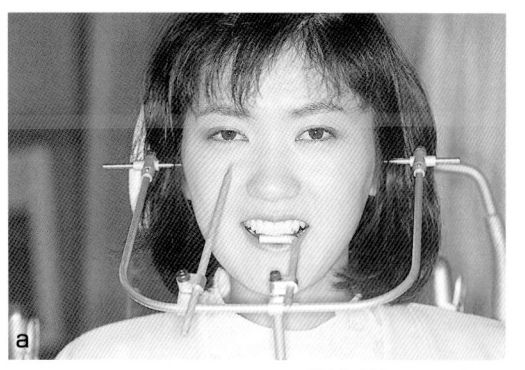

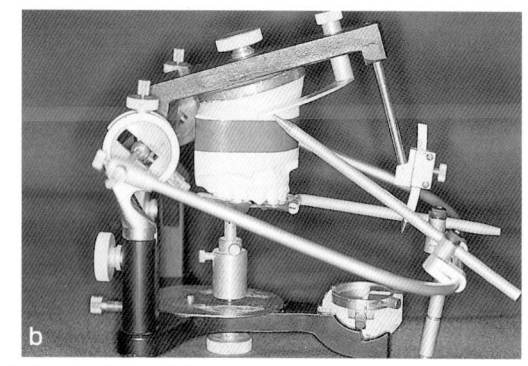

図6-76 フェイスボウの組立てと咬合器装着.

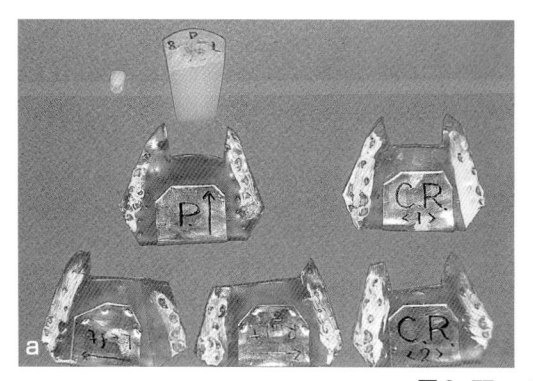

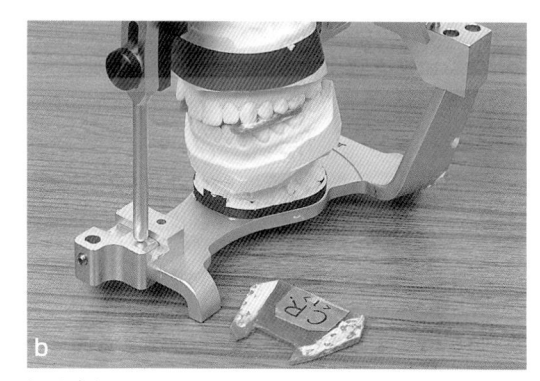

図6-77 チェックバイト.

圧痕部に塗布し術者に手渡す.

⑦フェイスボウの組立てを補助する.組立て終了後各基準点に器具が一致しているか確認する.

⑧酸化亜鉛ユージノールペーストが硬化したら,患者にゆっくり開口させ,慎重にフェイスボウを口腔外に撤去する(図6-76).

C. チェックバイト

顎関節部の顆頭における動きを調節性咬合器に再現するため,偏心位(3か所の顎間記録)の咬合採得をして咬合器の顆路傾斜を決定する.これをチェックバイト法という.

前方位の顎間記録を前方チェックバイト(1個)といい,左右側方位の顎間記録を側方チェックバイト(2個)という.半調節性咬合器の顆路を調節するために,前方チェックバイトで矢状顆路角,側方チェックバイトで側方顆路角を再現する(図6-77).

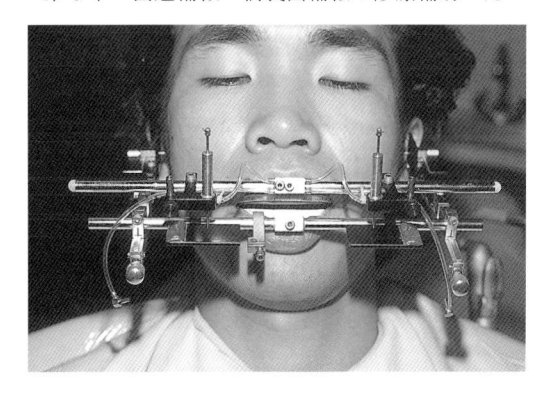

図6-78 パントグラフ.

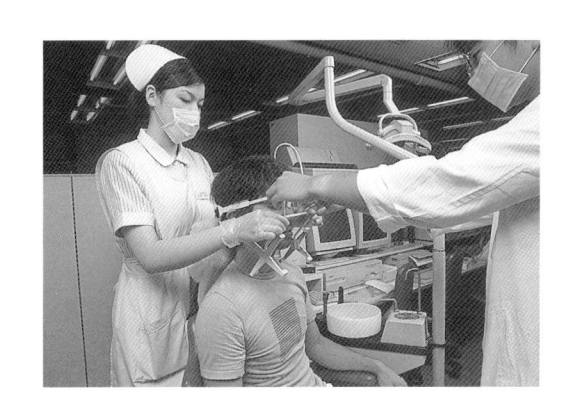

図6-79 MKG.

D. その他の咬合の記録

a. パントグラフ法

全調節性咬合器の顆路を調整するため上・下顎に固定される機器を装着し，描記針で描記板（左右顆路部付近に水平板2枚，垂直板2枚と左右口角部付近に水平板2枚）に顎運動を口腔外で記録する方法である（図6-78）.

b. MKG

磁気センサーを用いて下顎の動きをディスプレー上に表示する装置である．咀嚼運動の分析や安静空隙量の測定に用いる（図6-79）.

6-5. 印象採得から試適までの技工操作

診療室
　診査・診断
　概形印象採得

→

技工室
　研究用模型製作
　各個トレーの製作

→

生活歯の場合

診療室
　治療計画立案
　患者に説明と同意
　前処置
　支台歯形成
　暫間歯冠製作
　歯肉圧排
　最終印象
　咬合採得
　色合せ

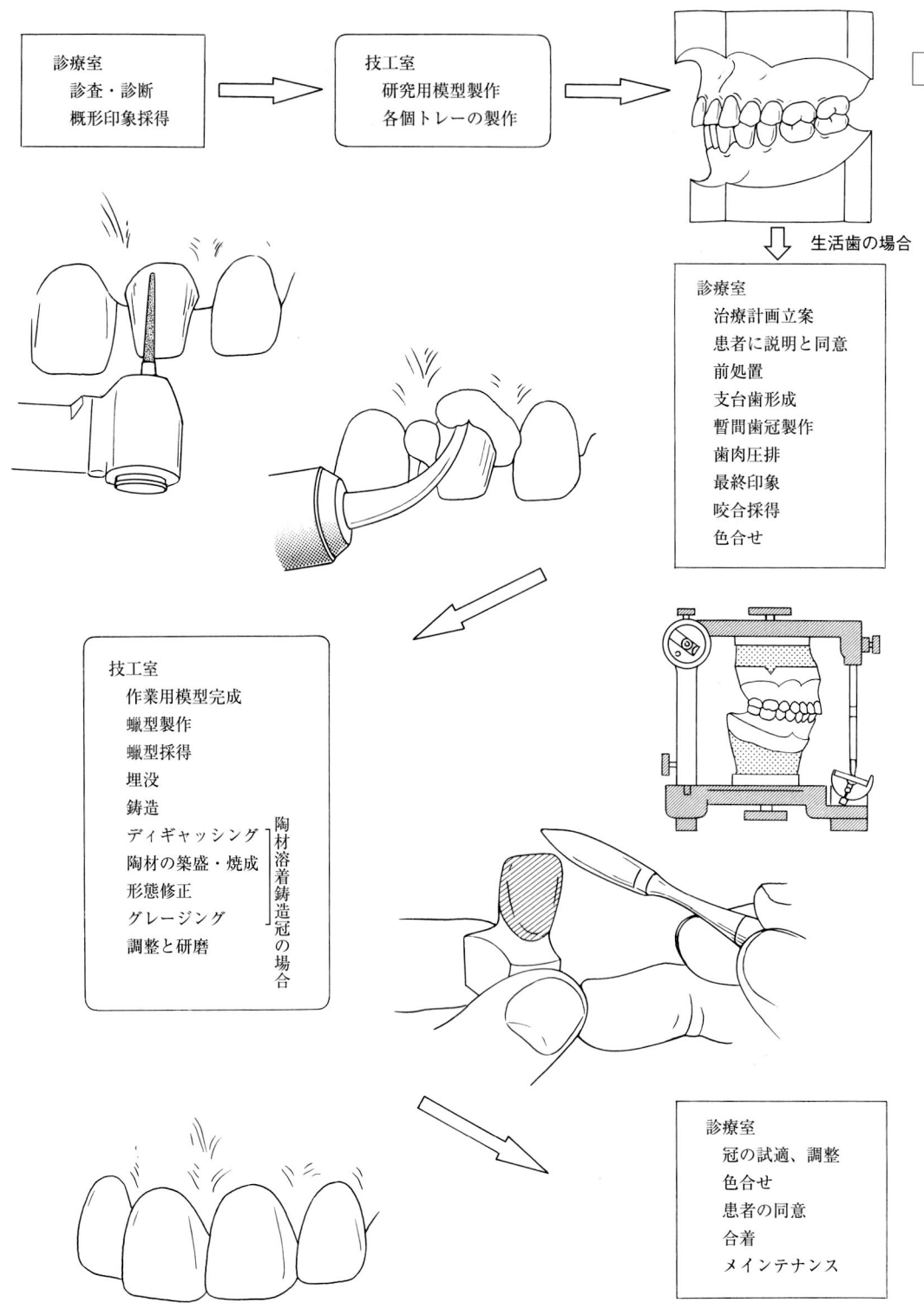

技工室
　作業用模型完成
　蠟型製作
　蠟型採得
　埋没
　鋳造
　ディギャッシング ┐
　陶材の築盛・焼成 │陶材溶着鋳造冠の場合
　形態修正   │
　グレージング   │
　調整と研磨   ┘

診療室
　冠の試適、調整
　色合せ
　患者の同意
　合着
　メインテナンス

図6-80　歯冠補綴の技工操作.

第6章 歯冠補綴・橋義歯補綴の診療補助　75

の場合

診療室
　治療計画立案
　患者に説明と同意
　前処置
　支台築造のための形成
　印象採得

技工室
　支台築造の製作
　　（鋳造体）
　各個トレー製作
　暫間歯冠製作
　（技工室で製作する場合）

診療室
　支台歯形成
　暫間歯冠の製作
　歯肉圧排
　最終印象
　咬合採得
　色合せ

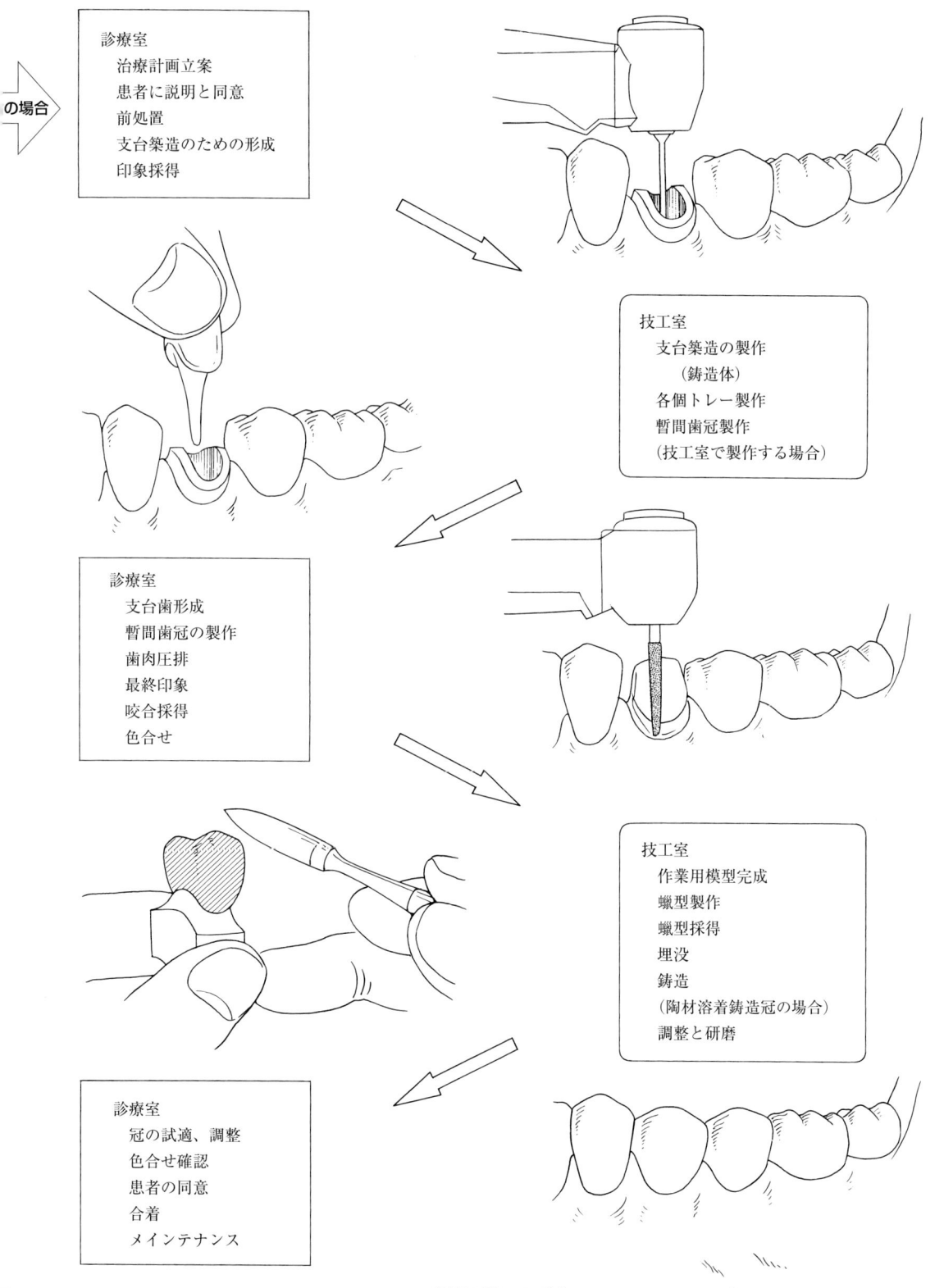

技工室
　作業用模型完成
　蠟型製作
　蠟型採得
　埋没
　鋳造
　（陶材溶着鋳造冠の場合）
　調整と研磨

診療室
　冠の試適、調整
　色合せ確認
　患者の同意
　合着
　メインテナンス

図6-80　つづき.

診療室
　診査・診断
　概形印象採得

技工室
　研究用模型製作
　各個トレー製作
　暫間橋義歯製作
　（技工室で製作する場合）

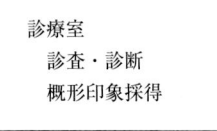

診療室
　治療計画立案
　患者に説明と同意
　前処置
　支台歯形成
　平行測定
　暫間橋義歯製作
　歯肉圧排
　最終印象
　咬合採得

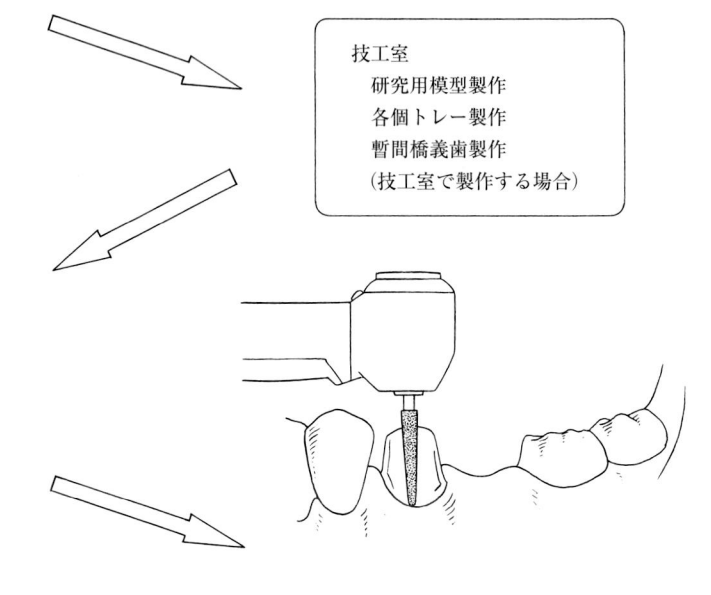

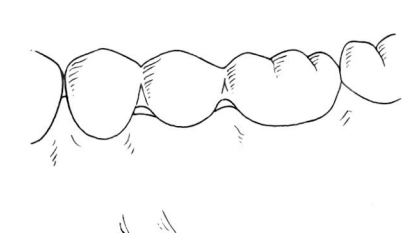

技工室
　作業用模型完成
　橋義歯完成

診療室
　橋義歯試適・調整
　合着
　メインテナンス

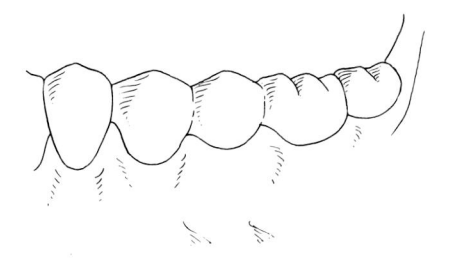

　補綴物は，患者の診療室での治療と技工室での技工操作で完成する．治療と技工操作の掛け橋になるのが技工指示書である．技工指示書には，発行日，納入日時，患者名，年齢，性差，歯式，補綴物の種類・指定，使用材料などを記入する．

図 6-81　橋義歯の技工操作．

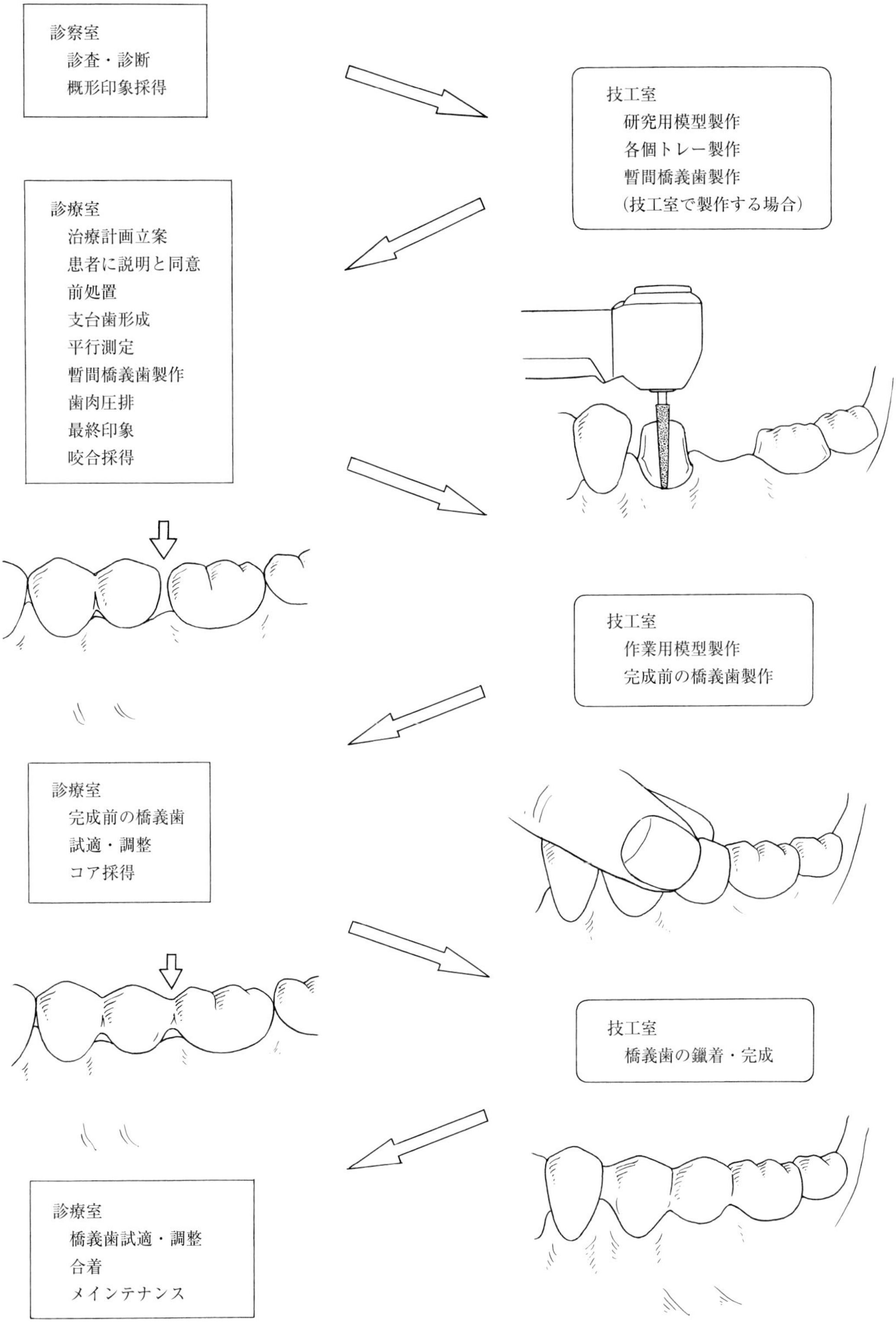

第6章 歯冠補綴・橋義歯補綴の診療補助　77

診察室
　診査・診断
　概形印象採得

技工室
　研究用模型製作
　各個トレー製作
　暫間橋義歯製作
　（技工室で製作する場合）

診療室
　治療計画立案
　患者に説明と同意
　前処置
　支台歯形成
　平行測定
　暫間橋義歯製作
　歯肉圧排
　最終印象
　咬合採得

技工室
　作業用模型製作
　完成前の橋義歯製作

診療室
　完成前の橋義歯
　試適・調整
　コア採得

技工室
　橋義歯の鑞着・完成

診療室
　橋義歯試適・調整
　合着
　メインテナンス

図6-81 つづき.

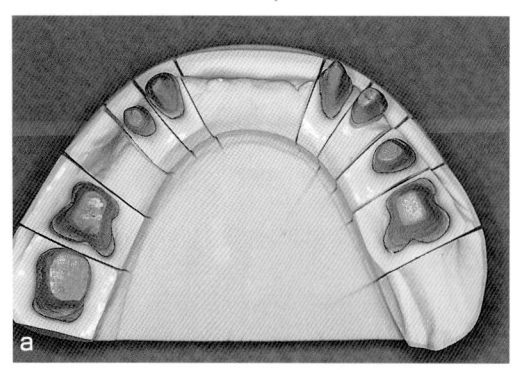

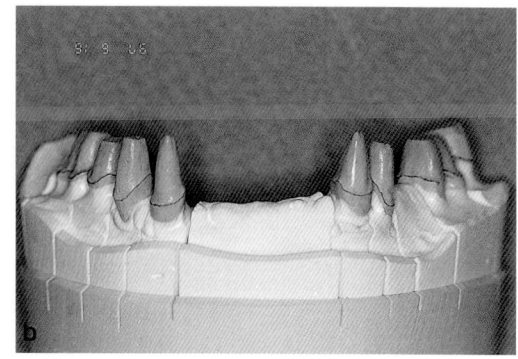

図6-82 歯型がエポキシ樹脂の作業用模型.

表6-6 石膏の性質

	凝固膨張	混水比	利用法
普通石膏 (β)	約0.2〜0.3%	0.4〜0.5	研究用模型
硬石膏 (α)	約0.1〜0.2%	0.2〜0.35	研究用模型 対合歯模型 作業用模型
超硬石膏 (α, Mα)	約0.02〜0.08%	0.2〜0.25	作業用模型 歯型材

A. 模型材

印象採得された陰型に注入して口腔内の状態を再現する材料を模型材という．模型材にはいくつかの材料があるが，他の材料と比較して操作性など優れた面があるため，通常は石膏系模型材が高頻度に使用される．その他，レジン系模型材(エポキシ系：**図6-82**，アクリル系，ポリエステル系)，金属系模型材(アマルガムなど)，耐火材系模型材，セメント系模型材(ケイリン酸セメント)などがある．

a. 石膏

製造過程が異なることによりα半水石膏，β半水石膏がある．α半水石膏は，硬石膏と超硬石膏で，β半水石膏は，普通石膏である．機械的強度，寸法変化など理工学的性質が優れているため，通常α半水石膏が使用される．普通石膏が使用されるのは，研究用模型のような直接的に技工操作に関連しない場合である(**表6-6**)．

B. 作業用模型

a. 作業用模型製作のための石膏注入

石膏注入時，混水比，練和操作などについては，とくに配慮しなければならない．

1)メーカー指示の混水比にて，水を計量してラバーボウルに入れる．その後，計量した硬石膏粉末を静かに加える．

2)全体がクリーム状になるように約30秒間練和する．

3)バイブレーター上でラバーボウルごと振動させて石膏中の気泡を除去する．この際，真空練和器の使用も有効である．

4)バイブレーター上にトレーをのせ後方歯

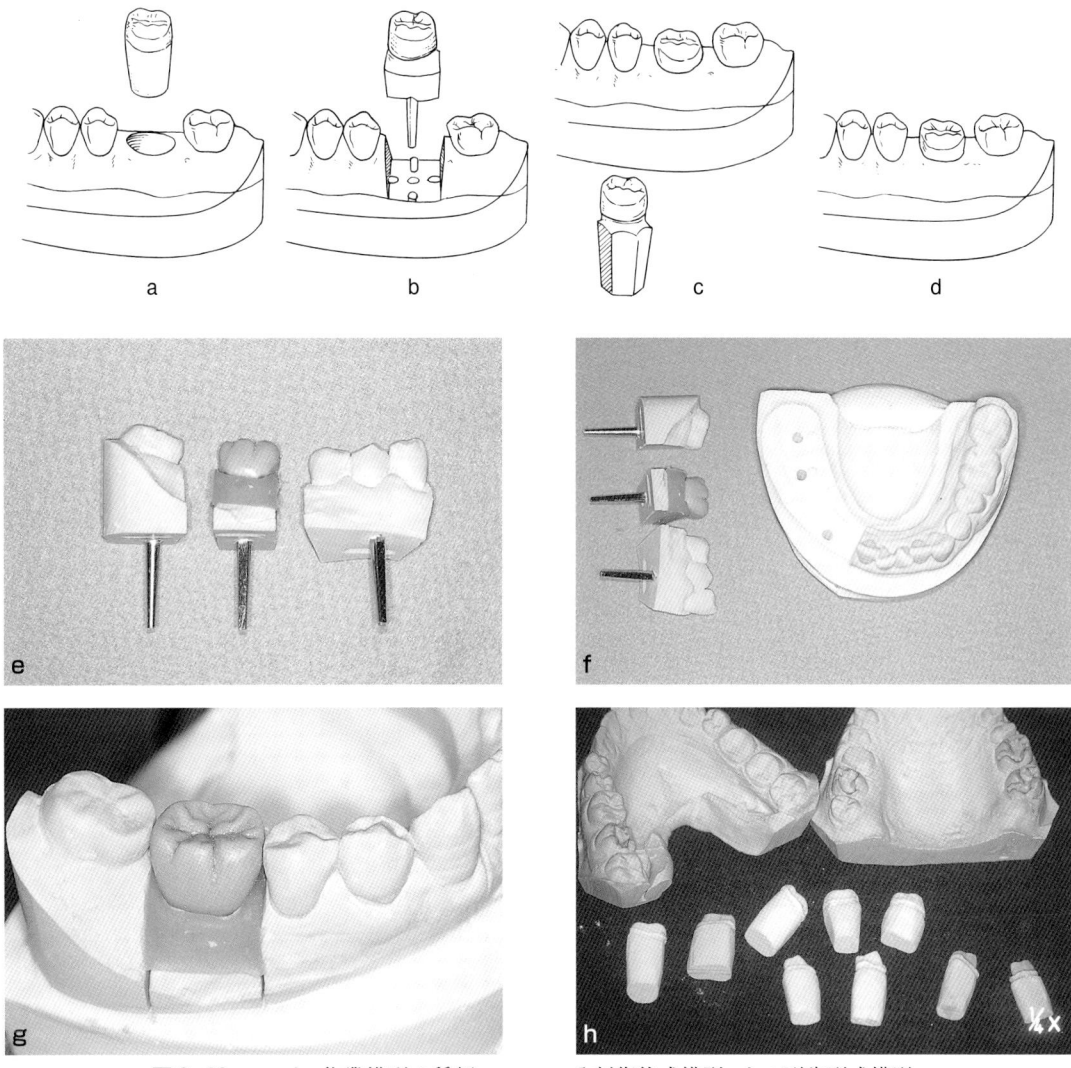

図6-83　a〜d：作業模型の種類．e〜g：分割復位式模型．h：副歯型式模型．

または口蓋部に少しずつ注入する．石膏泥の接合部に気泡ができやすいので必ず一方から注入する．

　5）注入後，トレーの後方をやや上げた状態で硬化するまで放置する．

b．作業用模型の種類

　1）歯型可撤式模型（図6-83のa）
　2）分割復位式模型（図6-83のb）
　3）副歯型式模型（図6-83のc）
　4）歯型固着式模型（図6-83のd）

作業用模型は，模型材として硬石膏およびダウエルピンを使用する分割復位式模型が一般的に応用されている．

c．作業用模型

〈基本的な構成〉
　1）歯型（die）（模型の支台歯を歯型という）
　2）歯型を含む歯列模型（作業模型）
　3）対合歯列模型
　4）咬合器

以上の1），2）と3）を4）に装着した状態を

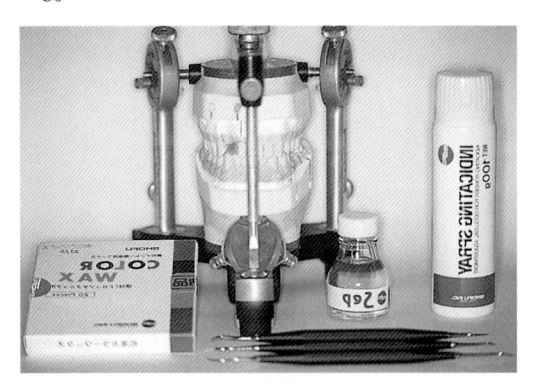

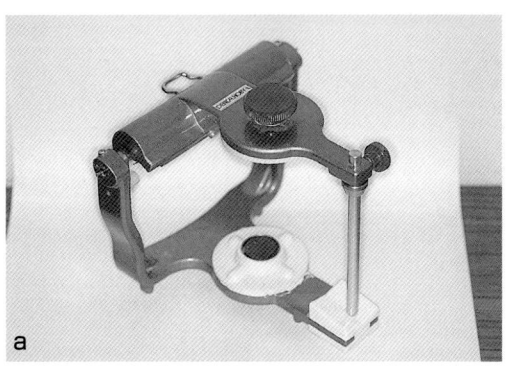

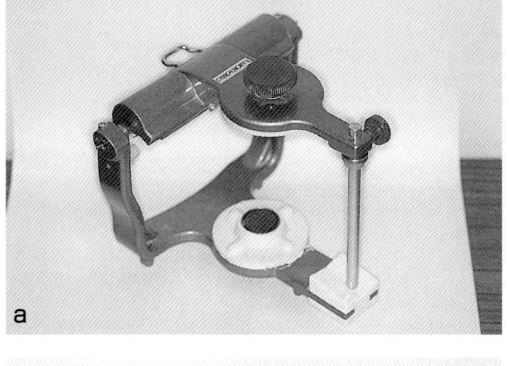

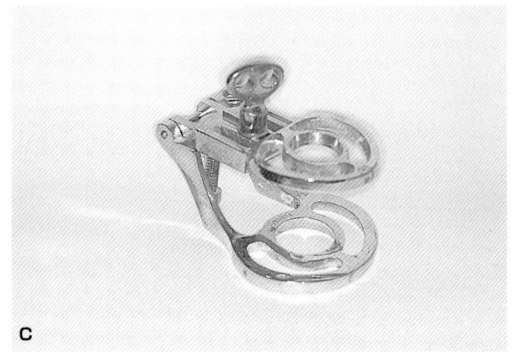

図6-84 作業用模型と蠟型製作の器具，器材．

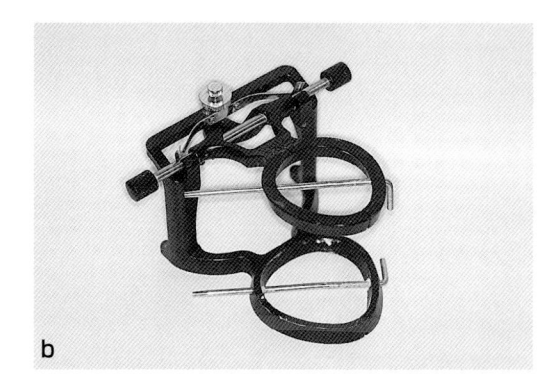

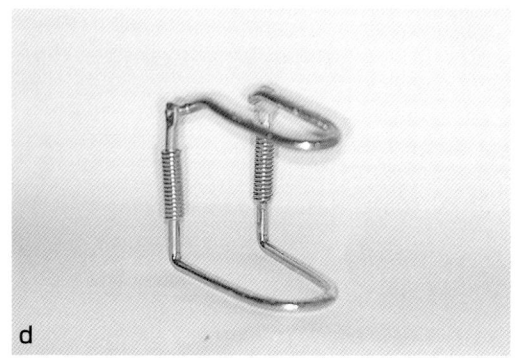

図6-85 a：平均値咬合器．b：簡易咬合器．c：平線咬合器．d：自由運動咬合器．

作業用模型という(図6-84)．

C．咬合器

下顎運動を口腔外で再現する機器であり，これに患者の咬合記録を介して上下歯列模型を付着させ，診査，技工操作に使用する．下顎運動は，三次元的に複雑な運動をするため，これを完全に再現する咬合器はない．実際の臨床では，治療目的，症例により使用する咬合器を選択している．

a．咬合器の分類

機構の違いによりいくつかの分類があり多くの咬合器がある．

〈機構による分類〉

1）非調節性咬合器(図6-85)

①平均値咬合器(生体の下顎運動を平均値的に規定した調節機構を有する)

②簡易咬合器

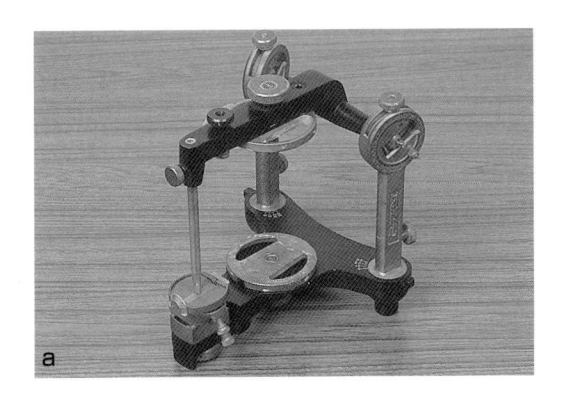

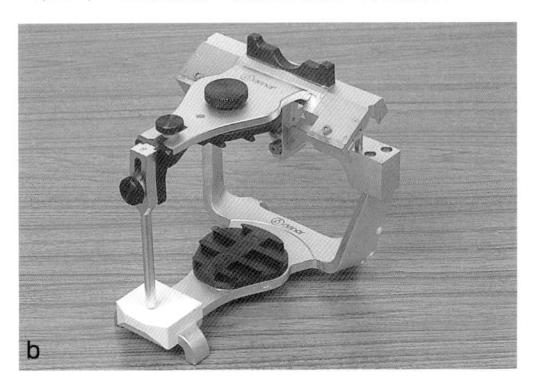

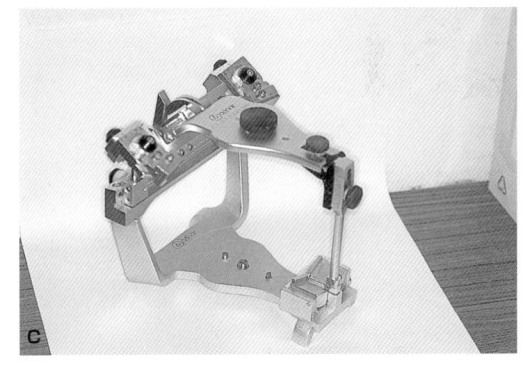

図6-86　a,b：半調節性咬合器．c：全調節性咬合器．

　③平線咬合器
　④自由運動咬合器
　2）調節性咬合器（フェイスボウを使用する）(**図6-86**)
　①半調節性咬合器
　②全調節性咬合器
　下顎運動の再現性が高いほどより生体に適合した補綴物製作が可能になる．

D．冠・橋義歯の製作

a．ジャケットクラウンの製作

　硬質レジンや陶材など単一の材料で製作される全部被覆冠である．
　1）歯型(die)上でマトリックスの製作
　2）コア陶材の築盛，焼成
　3）歯冠色陶材の築盛，焼成
　4）形態修正
　5）つや焼(セルフグレージング)
　6）試適
　7）マトリックス箔除去
　8）完成

b．全部金属で製作する冠・橋義歯

　1）歯型(die)上で蠟型形成
　2）蠟型採得
　3）蠟型を埋没材にて鋳造用リングに埋没
　4）鋳造用リング加熱
　5）鋳造
　6）作業用模型で調整・研磨（この過程で試適をする場合がある）
　7）完成

c．陶材溶着鋳造冠，陶材溶着で製作する冠・橋義歯

　1）歯型(die)上で蠟型形成
　2）窓あけ(前装部になる)
　3）蠟型を埋没材にて鋳造用リングに埋没
　4）鋳造用リング加熱
　5）鋳造
　6）鋳造体修正とディギャッシング

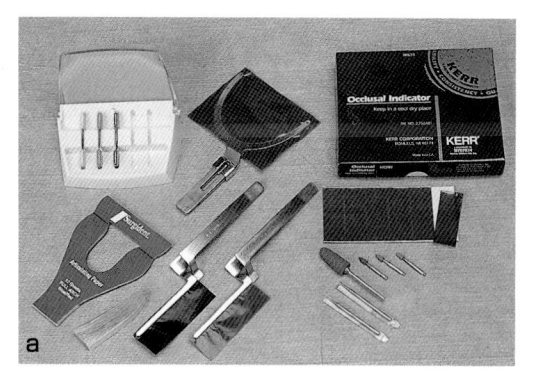

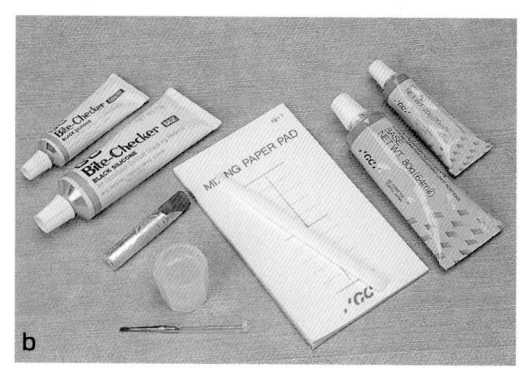

図6-87 準備.

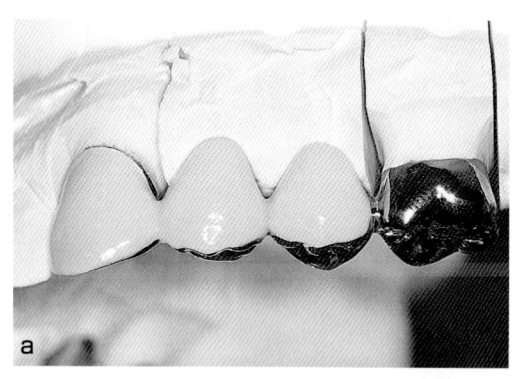

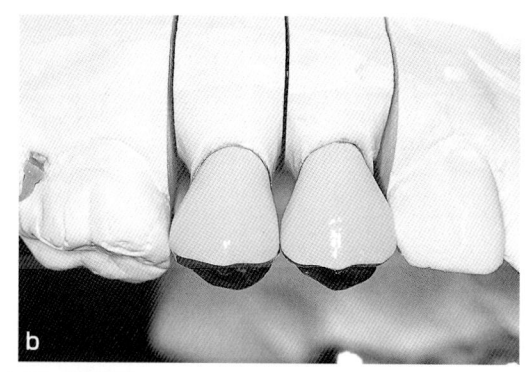

図6-88 完成された冠・橋義歯.

7) 陶材の築造と焼成
8) 形態修正
9) つや焼き
10) 研磨

6), 8)の過程後試適をする場合がある．硬質レジンの場合は，2)の窓あけ時，維持形態を付与，6), 7)が硬質レジンの築盛，重合になり9)がない．

6-6. 試適

技工指示書に基づき，作業用模型上にて製作された冠・橋義歯が患者の口腔内で機能的，審美的に回復されるか確認することを試適という．

試適には，全部鋳造冠，ワンピースの橋義歯などについて，以下で解説するいくつかの項目について確認後仮着，装着に至る場合と，全部鋳造冠の連結，前装鋳造冠，ツーピースの橋義歯など製作途中に試適をする場合がある．

A. 隣接面接触状態，適合状態，咬合状態の診査と調整

《準備》

コンタクトゲージ，適合診査材，クロロホルム，ルージュ，ダッペングラス，小筆，咬合紙，咬合紙ホルダー，レジストレーションストリップス，オクルーザルインディケーティングワックス，エンジン用切削・研磨器具（図6-87）

《補助》（図6-88）

①隣接面接触状態の強弱について調べる．通常の冠・橋義歯では少し強めに製作されており，強すぎると疼痛，歯の移動の原因となり，弱すぎると歯の移動，食片圧入により歯周組織病変の原因となる．接触状態の診査にはコンタクトゲージ（厚径50μm，110μm，150μmの金属板）が

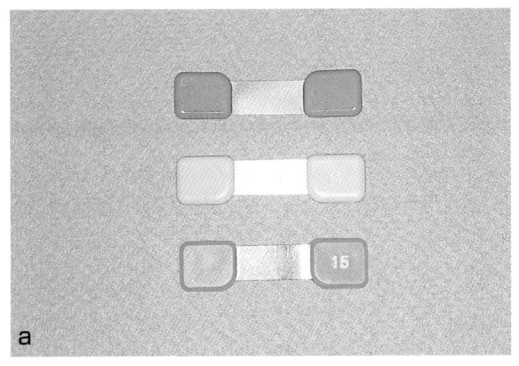

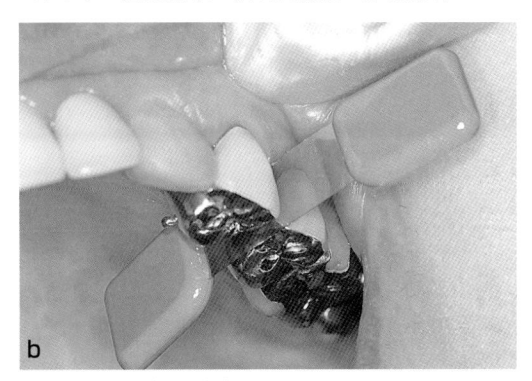

図6-89　a：コンタクトゲージ．b：接触状態の診査．

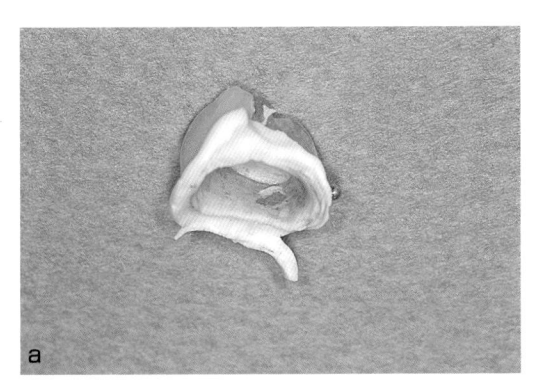

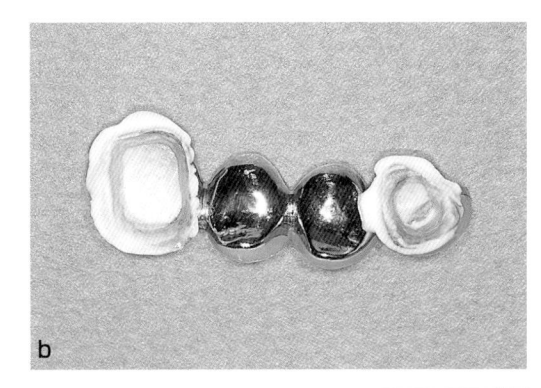

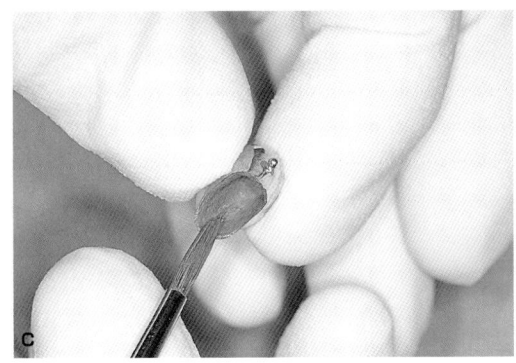

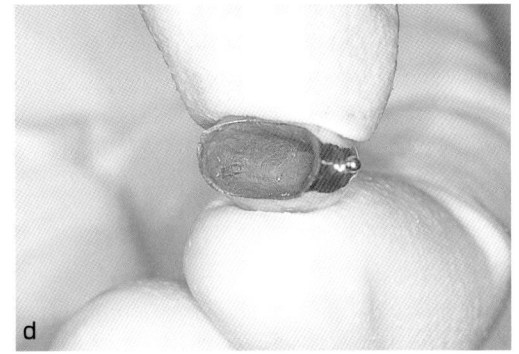

図6-90　適合診査材料．a, b：シリコーン系の適合診査．c, d：ルージュでの適合診査．

使用され，50μm が少し抵抗があるが無理なく歯間部に挿入でき，110μm は抵抗があって挿入できないのが適正な隣接面接触状態であるとされている．しかし，これはあくまでも指標として歯の骨植，部位，患者の感覚も参考にし慎重に調整する(図6-89)．

②接触状態の調整後適合診査をする．内面の適合については，いくつかの材料があるがシリコーン系が通常使用される．使用法は，印象材のシリコーン系と同様であるが硬化が比較的早いので迅速に練和し，冠・橋義歯の内面に注入し術者に手渡す．硬化後適合診査材の被膜厚さで適合状態を診査，調整する．その後，辺縁（マージン）の適合状態を視診，探針などで診査する．この際，冠の連結冠や橋義歯など支台歯が多い場合には，一端に垂直的な力をかけ浮き上がりがないか診査する(図6-90)．

③適正な状態に冠・橋義歯が支台歯(橋脚歯)

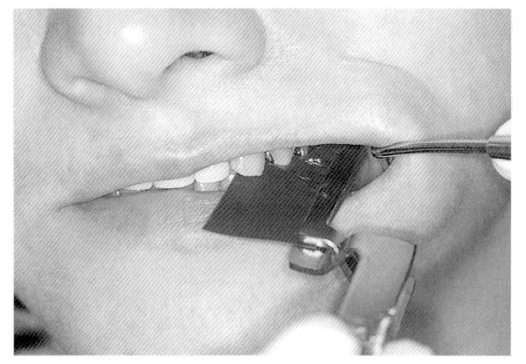

図6-91 咬合調整.

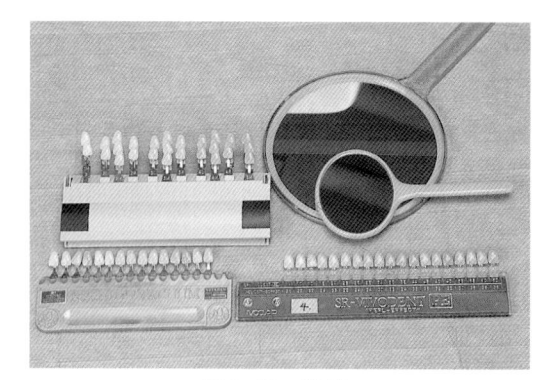

図6-92 準備.

に位置づけられているのを確認後咬合状態の診査を行う．咬合診査用のワックスや金属箔を術者に手渡し，中心咬合位（あるいは中心位）の早期接触部を診査，調整する．その後，咬合紙ホルダーに咬合紙を装着（色違い2種類以上用意する場合もある）し術者に手渡し，偏心運動時の診査，調整する（図6-91）．

B. 色合わせ

（色調選択と色合わせ，シェードテーキング，シェードマッチング，シェードセレクション）

冠・橋義歯の補綴物の中でジャケット冠，前装冠は被覆部の一部または全部を歯冠色の材料（硬質レジン，陶材など）で製作する．歯冠色で被覆される部分は，可能な限り患者に合った歯冠色が再現されなければならない．そのためには，患者と術者間のみならず歯科衛生士が参加しより正確な色合わせを可能にするため，積極的な補助，助言が有効である．歯の基礎色は黄，橙，緑がかった黄，褐色がかった黄，ほかに表層の色として，黄色がかりぼやけた状態の青や灰色などがある．その基礎色に種々な要因が関与して歯の色調になる．色合わせの方法は，視感比色法と測色機器を使用する方法がある．一般的には，視感比色法で色合わせをすることが多い．

視感比色法とは色見本（シェードガイドともいい，製品などにより専用の色見本がある）を使用して色合わせをすることである．例えばVita社の色見本は，Aが褐色，Bが黄色，Cが灰色，Dが赤みがかった灰色に分類されている．

a. 色見本（シェードガイド）を用いた色合わせ

《準備》

色見本（シェードガイド），手鏡（図6-92）

《補助》

1）隣在歯，対合歯の歯面が着色などで汚れていたら歯面研磨などにより歯を清掃する．

2）患者に色合わせについて説明しリラックスな状況になるように努める．

3）色合わせの環境は自然光下（太陽直射光下は禁忌）が望ましい．実際的には，自然光に近い波長の人工光線下で行う場合が多い（図6-93）．

①年齢
②性別
③口唇，顔色
④歯肉の色
⑤色合わせの歯の部位
⑥患者の色合わせについての希望

以上のような事柄を参考にし，シェードガイドで隣在歯，対合歯，患歯の歯頸部，歯冠中央部切端部について色合いを決定する．

5）術者がシェードガイドにて色合いを選択し，患者に手鏡（肘をのばした状態で，顔面全体

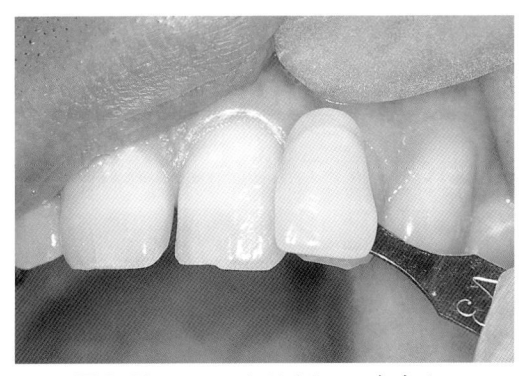

第6章 歯冠補綴・橋義歯補綴の診療補助　85

図6-93　シェードガイドでの色合せ．

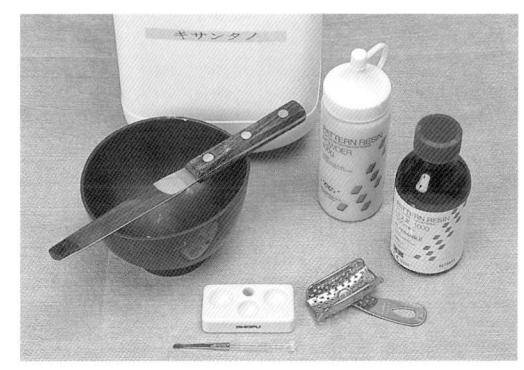

図6-94　準備．

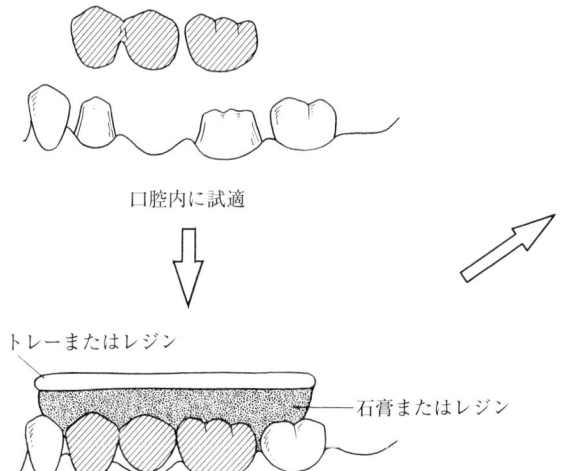

図6-95　鑞着操作．

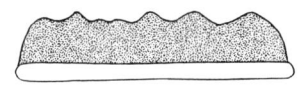

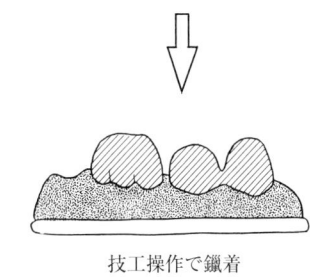

が視野に入る大きさの手鏡が望ましい)を持たせ同意を得られたら決定する．とくに審美性については，患者固有な考えも十分に考慮しなければならない．視感比色法は，色合いの決定までに時間をかけすぎると色合いの選択にずれの可能性が出てくるため，比較的短時間でかつ日を変えて色合わせを行うなどが有効である．

C. 鑞着

　冠・橋義歯の完成前で，ツーピース(それ以上の場合もある)になっている補綴物を口腔内の支台歯，橋脚歯に装着して，石膏，レジンなどで位置関係を記録(鑞着用コア)し，補綴物の金属に適応した金属鑞で連結することを鑞着という．記録材料としては，石膏，レジンなどが使用される．

a. 石膏を使用したツーピース(橋義歯)の鑞着操作

《準備》

　石膏(超即硬性石膏)，回転トレー，ラバーボウル，スパチュラ(図6-94)

《補助》(図6-95)

　①A．の操作を行い，口腔内に補綴物を試適し位置関係を確認する．

　②術者より指示があったら，石膏(硬化が早いので迅速に)を練和し回転トレーに盛り，口腔内(前歯では舌面，臼歯では咬合面)の橋義歯に位置づけ硬化する．

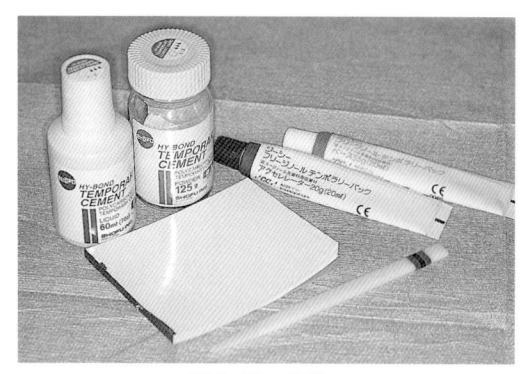

図6-96 準備．

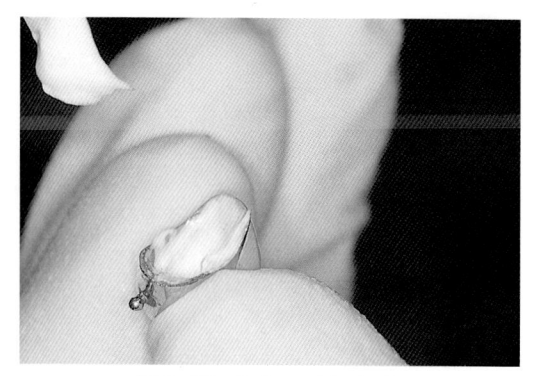

図6-97 リムーバルノブ．

③硬化後，静かに撤去し位置関係が正確であるか確認後技工操作にて鑞着する．

④完成された橋義歯を口腔内で再度試適し仮着か合着をする．

b．陶材溶着鋳造冠，陶材溶着での鑞着

1）前鑞着：

前装部に陶材の焼付けをする前に，a.の操作を行う方法であり硬質レジン前装冠の場合もこの方法で行う．

2）後鑞着：

前装部に陶材を焼付けした後に，a.の操作を行う方法である．

6-7．仮着，合着

A．仮着

冠・橋義歯が完成し試適時の診査，調整終了後，咬合状態，審美性，隣接面接触状態（食片圧入の有無），自浄性，清掃性，発音など確認が必要と判断された場合は一定期間仮着する．

a．仮着材（仮着用セメント）に求められる所要性質

1）次回来院時まで脱離しにくく撤去するときには容易に撤去できる．

2）歯質，歯髄，歯周組織に対して為害作用がない．

3）使用した仮着材は補綴物内面と支台歯（橋脚歯）から容易に除去できる．

4）仮着材の成分が合着材の性質を変化させない．

b．種類

酸化亜鉛ユージノール系と非ユージノール系があり多くの種類がある．現在は，非ユージノール系のカルボン酸系が使用されることが多い．

c．仮着操作

《準備》

6-6のA.の器具器材，仮着材，練和紙，スパチュラ（図6-96）

《補助》

① **6-6**のA.について診査，調整後，仮着の必要性について説明する．

②術者に予定されている合着材を聞き適正な仮着材を選択し術者に確認する．

③仮着材をメーカー指示に従い練和し冠・橋義歯の内面に一層になるように盛り術者に手渡す．

④硬化したら，探針にて余剰な仮着材を除去する．次回来院まで脱離の可能性，食品（ガムなど粘着性のある食品），リムーバルノブなどについて説明する（図6-97）．

B. 合着

試適，仮着の診査，調整が終了したら，補綴物として機能させるため，セメントなどを使用して支台歯，橋脚歯に装着することを合着といい，使用する材料を合着材という．

a. 合着材（合着用セメント）に求められる所要性質

1）機械的強さがある．
2）流動性が良く被膜厚さが小さい．
3）支台歯，橋脚歯，歯周組織に対して為害作用がない．
4）唾液など口腔液に対して不溶性である．

b. 種類

合着材は，支台歯，橋脚歯の状態など，使用目的により多くの種類がある．それぞれの合着材は，使用指示書をよく理解しそれに従うことが必要であり，とくに接着性レジンを使用するときには，操作を正確に行わないと，十分な合着（接着）が期待できなくなるため注意する（**表6-7**）．

1）リン酸亜鉛セメント

成分：（粉末）主成分は酸化亜鉛
　　　（液）正リン酸水溶液

練和法：ガラス練板と金属スパチュラを使用．粉末と液の量は使用指示書に従う．JIS規格4分割，ADA規格6分割両者ともに90秒で練和する．JIS規格練和時条件は，室温23±2℃，相対湿度50±10％．一般的には，JIS規格で練和する．練和条件はあるが，練板は結露しない程度に冷却して使用するとよく練和される．硬化時間はJIS規格では4分以上8分以内としている．

開発されて1世紀以上経過しているが，歯髄刺激性（未反応のリン酸）の可能性という欠点があるものの操作性などの利点により現在も使用されている．練和直後のpHは低く，生活歯に使用する場合は一過性の歯髄刺激がある．保持力は歯質，補綴物にも接着せず機械的嵌合力のみである．

2）カルボキシレートセメント

成分：（粉末）主成分は酸化亜鉛
　　　（液）ポリアクリル酸

練和法：紙練板とプラスチックスパチュラを使用．

粉末と液の量は，使用指示書に従う．製品により，一括または2分割で約30秒間練和や2分割それぞれ20秒間，計40秒間練和するなどあるので各製品の使用指示書に従う．

被膜厚さはリン酸亜鉛セメントと同程度である．歯髄刺激性はない．練和直後pHは低いが短時間で中性に近くなる．酸化亜鉛の亜鉛イオンがポリアクリル酸のカルボキシル基とキレート結合により硬化する．歯質（歯の表面のカルシウムと高分子酸），金属（金属の種類により接着力が異なる）にもキレート結合するが機械的嵌合力の比率が多い．

3）グラスアイオノマーセメント

成分：（粉末）カルシウムアルミノシリケートのガラス微粉末
　　　（液）ポリアクリル酸

練和法：紙練板とプラスチックスパチュラを使用．粉末と液の量は，使用指示書に従う．製品により，2分割して20秒ずつ計40秒間練和などがあるが，ほとんど30～40秒間で練和する製品が多い．各製品の使用指示書に従う．

練和時，スパチュラに力をかけすぎると粉末成分であるガラス微粉末の形状が変化する場合があるので注意する．また，金属スパチュラを使用するとガラス微粉末がスパチュラ表面を削りセメント泥が黒変するので使用しない．

被膜厚さはリン酸亜鉛セメントと同程度である．歯質と熱膨張係数は近い値である．歯髄刺激性はない．pHはほぼ中性である．カルシウ

表6-7 セメントの性質

セメントの種類	水に対する溶解性	フッ素徐放性の有無	キレート結合の有無	圧縮強度
シリケートセメント	+++	有	無	++++
グラスアイオノマーセメント	+++	有	有	+++
リン酸亜鉛セメント	+	無	無	+++
カルボキシレートセメント	++	無	有	++
EBAセメント	±	無	有	++
酸化亜鉛ユージノールセメント	±	無	有	+

ムイオン，アルミニウムイオンがポリアクリル酸のカルボキシル基とキレート結合により硬化する．歯質，金属に，ある程度キレート結合する．リン酸亜鉛セメント，カルボキシートセメントと比較して歯と色調が近い．水に対する崩壊率が高い．合着時硬化終了まで，感水期のため水の接触を防ぐようにワセリンやココアバターを冠・橋義歯の辺縁（マージン）とその周辺に塗布する．グラスアイオノマー系セメントの中には過酸化水素水などで硬化阻害されるものがあるので注意する．

4）接着性レジンセメント

製品としては，4-META+MMA系レジン（粉末と液）やリン酸エステル系コンポジットレジン（ペーストとペースト）などがある．歯質，金属，陶材に対し強力な接着力を特徴としている．歯髄刺激性については，不安視されていたが歯面処理法の進歩により改善傾向にある．被膜厚さはリン酸亜鉛セメントと同程度である．機械的強さは大きく化学的に安定している．どの製品も，合着操作は他のセメントと比較すると煩雑であり，それぞれの操作について正しく行わないと強力な接着力は発揮されないため十分に使用指示書に従う．

支台歯形成が大部分エナメル質に限局する接着性ブリッジの普及は接着性レジンセメントの出現に負うところが大きい．

c．合着操作

《準備》

合着材一式，クラウンセッターまたは木片（割りばしなど），デンタルフロス（**図6-98**）

《補助》

1）調整が終了した冠・橋義歯を準備しリムーバルノブが除去されていることを確認し，清掃，乾燥する（**図6-99**）．補綴物の外面にワセリンを塗布する．歯冠継続歯の合着ではレンツロを準備する．

2）術者の指示により合着材を準備する．支台歯，橋脚歯と周囲をロールワッテやガーゼで防湿する．エアーで乾燥する際，強くエアーを支台歯，橋脚歯に当ててはならない．

3）使用指示書に従い，合着材を練和して内面に一層セメント泥を注入する．その後手のひらにのせ術者に手渡す（**図6-100**）．

4）事前に把握した位置，方向に従い，手指にて装着する．辺縁よりセメントが均等にはみ出ているのを確認後指圧でしっかり押さえる．マレットで槌打し，クラウンセッターや木片を介在させ咬合力にて加圧する．この過程で以下について術者に補助，助言をする（**図6-101**）．

①試適時の位置に装着されているか（傾いていないかとくに橋義歯の場合は気を付ける）．

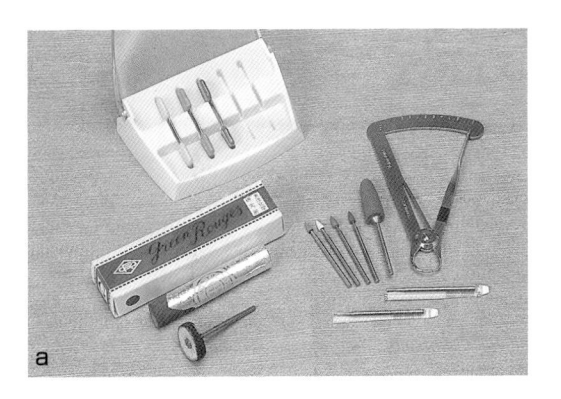

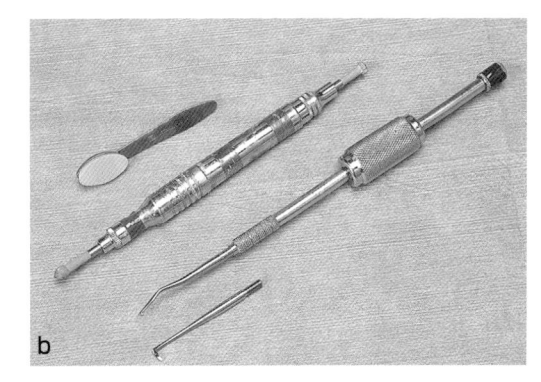

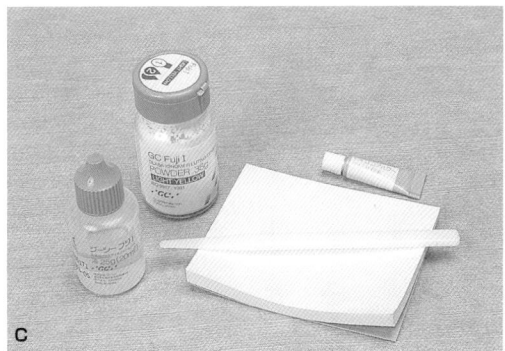

第6章 歯冠補綴・橋義歯補綴の診療補助 89

図6-98 準備.

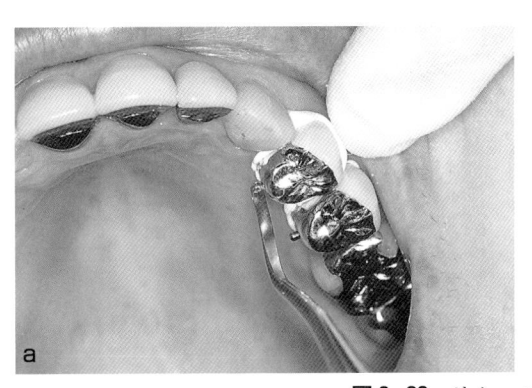

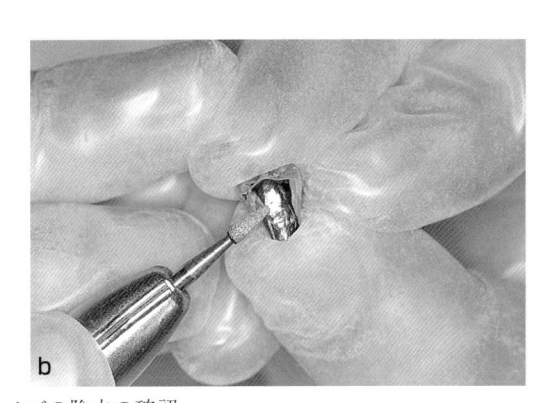

図6-99 リムーバルノブの除去の確認.

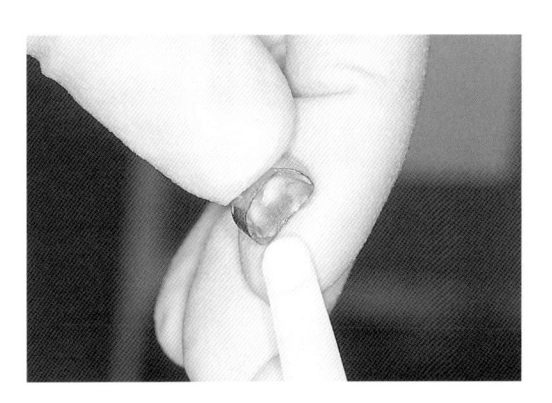

図6-100 セメント泥の注入.

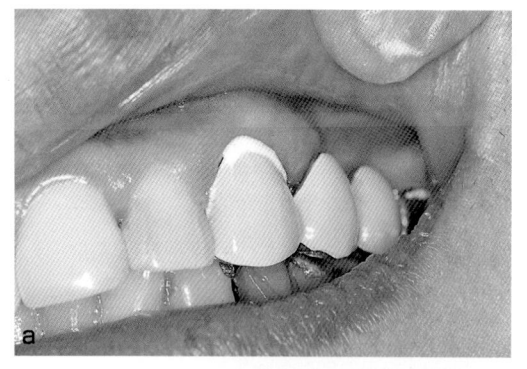

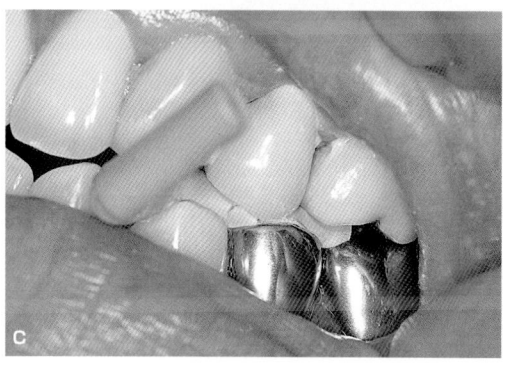

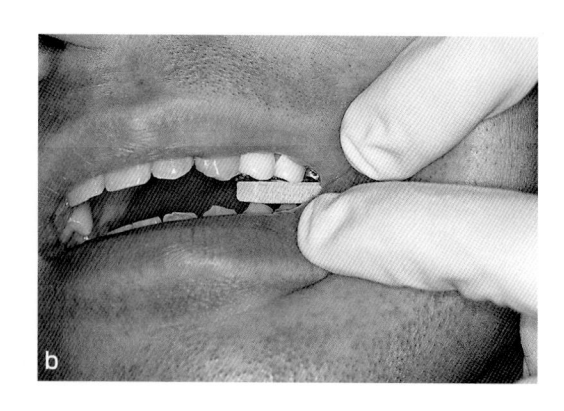

図6-101 a：セメントが均等にはみ出ていることを確認．b：木片の介在．c：ストッピングの介在．

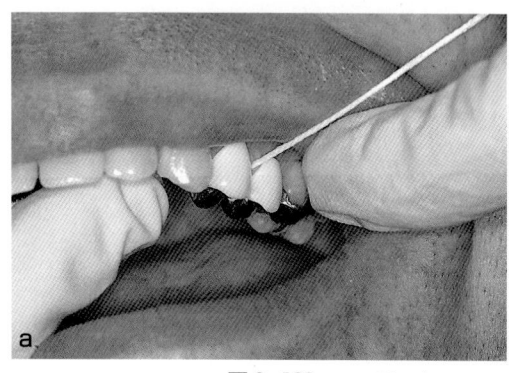

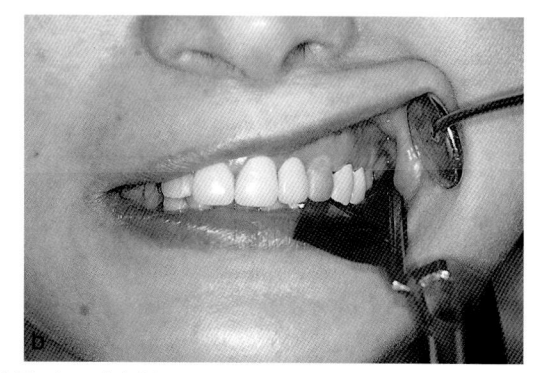

図6-102 a：デンタルフロスの使用．b：咬合紙にてチェック．

②前装冠はマレットで槌打すると破折などの危険があるため使用することは避けるべきである．

③前歯部の冠・橋義歯では咬合にて加圧する場合，傾く場合があるので気を付ける．

すばやく，ガーゼなどで辺縁(マージン)を擦過し探針にて全周適合状態を確認する．

5)合着材の硬化確認後，探針にて辺縁部の余剰合着材を歯周組織を損傷しないように注意しながら除去する．

6)隣接面接触点直下，橋義歯の連結部直下，橋体基底面部を観察し合着材を除去する．この際，デンタルフロスを使用するのも効果的である．合着材の取り残しがないのを入念に観察する．最後に，咬合紙にて咬合接触状態の確認と，患者に試適・仮着時と比較しての訴えを聞き，問題がないことを確認してから合着操作を終了する(図6-102)．

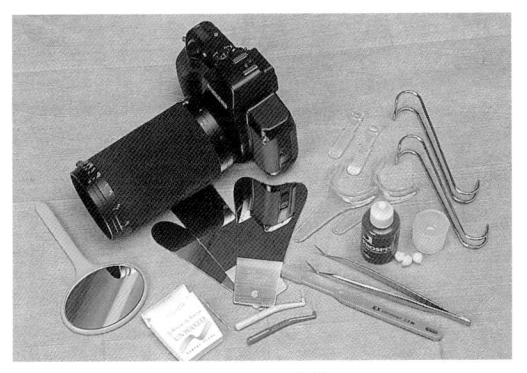

図6-103　準備．

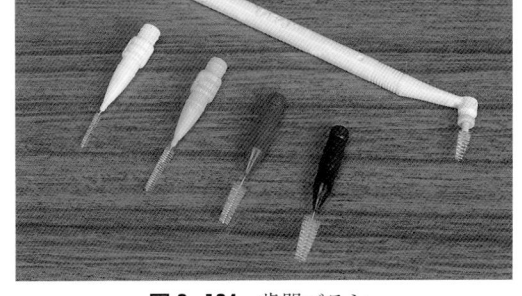

図6-104　歯間ブラシ．

6-8．メインテナンス

冠・橋義歯が適正に機能し，健康維持に寄与するにはメインテナンスが重要である．治療終了後，患者に手鏡を持たせ，研究用模型を参考にして，合着された冠・橋義歯の治療経過と回復された口腔機能の維持について十分な説明と患者指導することにより良好な予後に導かなくてはならない．

A．メインテナンスの実際

1）患者が積極的になれるような適切で理解しやすく実行可能なホームケアの実践が必要である．

2）良好な予後のためには歯科医師，歯科衛生士がそれぞれの立場からのアフターケアを確立することが必要である．

《準備》

手鏡，染色液，ダッペングラス，口腔衛生用具各種，口角鉤，ワイドミラー，カメラ（術者の指示と状況に応じて選択する）（図6-103）．

a．ホームケア

1）冠・橋義歯は人工物であることをよく理解させ，天然歯に対するよりさらに口腔衛生管理についての重要性を説明，指導する．

2）辺縁（マージン），隣接歯は，歯ブラシによるプラークコントロールを主体として指導する．

3）とくに橋義歯の連結部，橋体の基底面については，不潔になりやすいため，歯間ブラシ，デンタルフロスなどの補助的清掃用具も併用し，補綴物に対応した清掃法を指導する（図6-104）．

4）指導後，患者自身が実際に指導通りに操作できるか確認する．

b．アフターケア

1）口腔衛生管理がホームケアで実施されていたか，指導内容にくい違いがないか確認する．改善点があるような場合，染色液などを使用し具体的にモチベーションする．

2）咬合時，食事時に冠・橋義歯に異常，違和感がなかったか質問し，以下について確認する．

①脱離がないか（とくに橋脚歯は患者に自覚がないことが多い）．

②前装冠の前装部（陶材，硬質レジン）が破折，破損していないか．

③咬合状態（食片圧入なども含め）に異常がないか．

④審美的に変化がないか．また，患者自身はどうか．

⑤適合状態に異常はないか．

⑥冠・橋義歯と他の歯に二次齲蝕がないか．

⑦歯周組織に異常がないか．

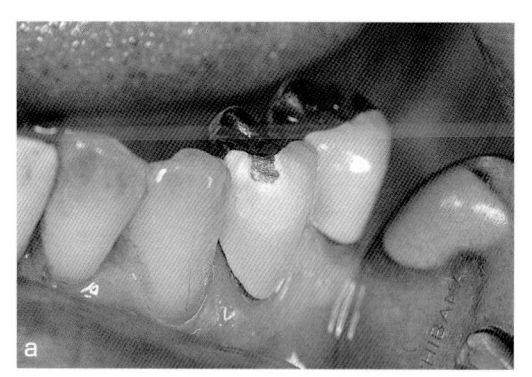

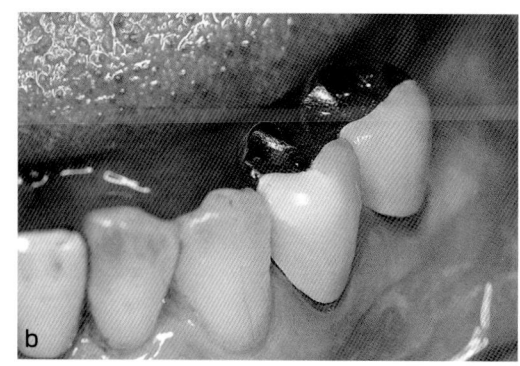

図6-105　a：前装部が脱離．b：前装部を修理．

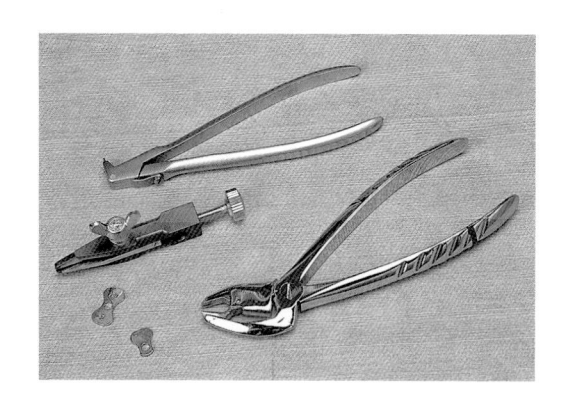

図6-106　除去用器具．

⑧エックス線写真診査で異常がないか．

以上のことなどについて異常所見があった場合，その原因を検討する．口腔衛生管理，二次齲蝕，事故や転倒など患者側に原因の一端がある場合は，経過について聴取して対応策を説明する．また，原因を検討した結果，術者側に原因の一端がある場合は，誤解のないように理解しやすい内容で対応策を説明し，患者の同意を得る．アフターケアのためのリコールは，症例により異なるが通常は，合着後1～2週間後，1か月，3か月，6か月，1年，その後1年ごととする．

前装部の破折，破損時は咬合状態について精査し咬合に原因がないか追求する．対応としては，前装冠を除去して再製作するべきであるが，一時的に修理可能な場合もある（図6-105）．歯周的，歯内的原因や，橋脚歯の一部が脱離などにより冠・橋義歯の除去が必要な場合，カーバイドバー，ダイヤモンドポイントにて2分割し除去する．除去用器具が使用可能なら使用する（図6-106, 107）．

継続歯，冠除去後の支台築造（鋳造体のみ）の除去は，カーバイドバーやダイヤモンドポイントで除去用器具（合釘除去器など）が使用可能な形態に修整し除去する（図6-108）．

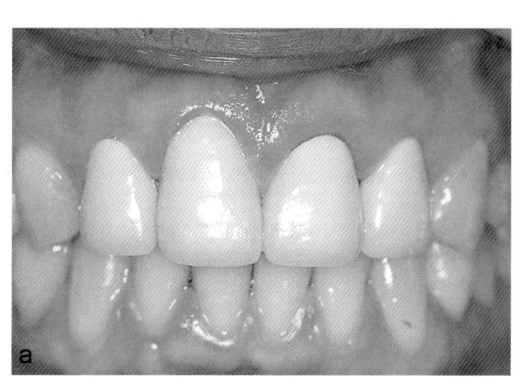

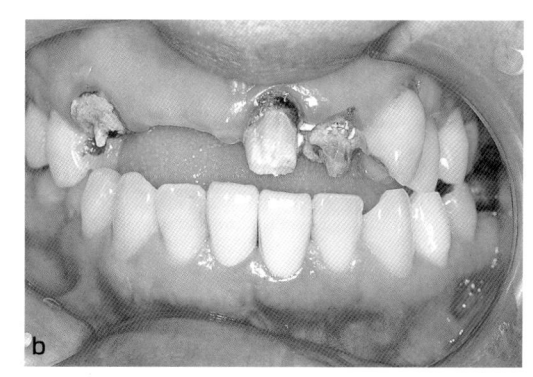

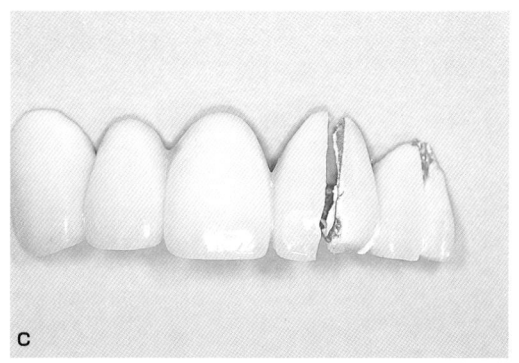

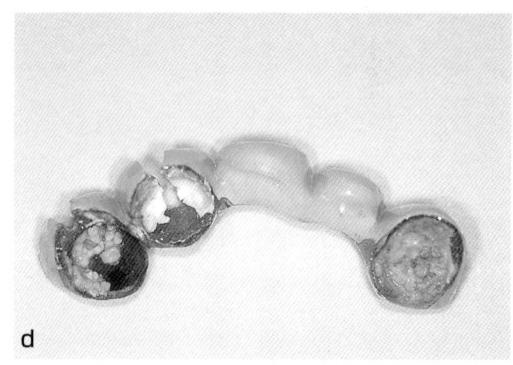

第6章 歯冠補綴・橋義歯補綴の診療補助 93

図6-107 a：橋義歯の動揺が主訴の患者．b～d：除去後の口腔内と橋義歯．

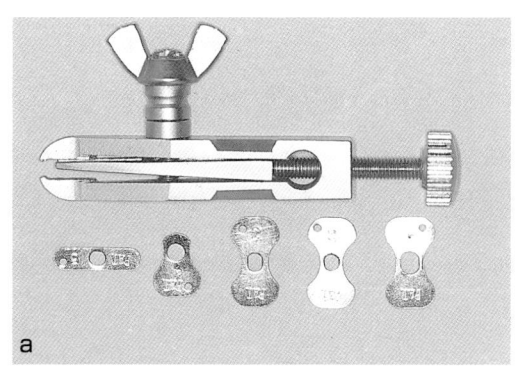

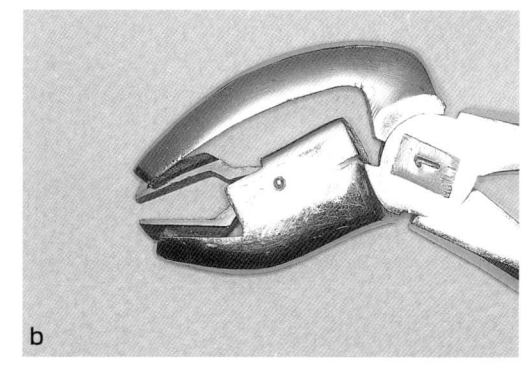

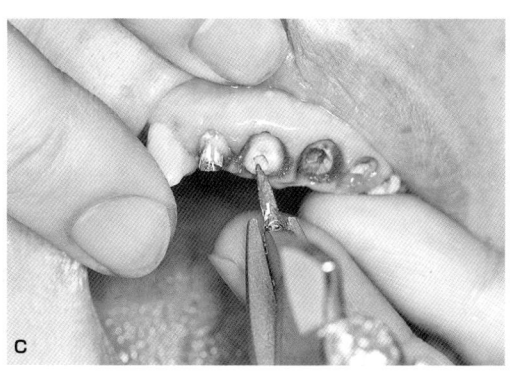

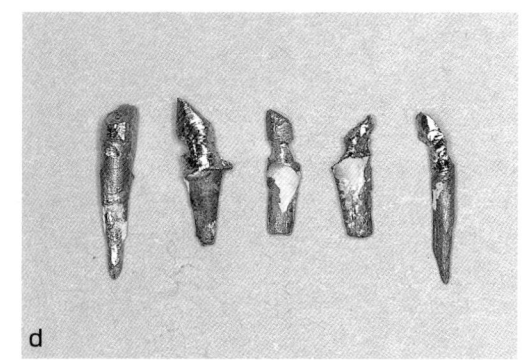

図6-108 a,b：合釘除去器と合釘除去鉗子．c,d：合釘除去器で鋳造体の支台築造を除去．

索 引

ア

α半水石膏	78
アタッチメント	13, 22, 23
アバットメント	20
アフターケア	91, 92
アマルガム	39
アルギン酸塩	52
アルジネート印象材	52, 53, 58, 62
アンダーカット	54
アンレー	38
圧印冠	16
圧縮強度	88
後鑞着	86
安静空隙量	73
鞍状型橋体	23

イ

EBAセメント	88
1回法	52, 66
──連合印象	29
イヤーロッド	70
インジェクションタイプ	54, 64
インターオクルーザルレジストレーション	66
インプラント義歯	9
インプレッションワックス	52
一次印象	52
一部被覆冠	15, 17
維持装置	12
色合わせ	84
色見本	84
印象採得	27, 52, 58
印象精度	53
印象用石膏	52
印象用トレー	57
印象用レンツロ	42

エ

ADA規格	87
MKG	73
エアータービン用コントラアングルハンドピース	34
エアータービン用平行測定器	45
エックス線写真診査	92
エポキシ系	78
液化槽	53
延長橋義歯	20
塩化アルミニウム	55
塩酸エピネフリン	55

オ

オーバーデンチャー	8
オクルーザルインディケーティングワックス	82
オルビタールポインター	70

カ

カーバイドバー	34
カーボランダムポイント	34
カッパーバンド個歯トレー	54
カリウム塩	53
カルボキシレートセメント	87, 88
カルボン酸系	86
カンペル平面	6
ガンタイプ	64, 67
下顎運動	5
──と下顎位	5
加圧印象	52
可逆性印象材	52
可撤性橋義歯	22
仮着	86
──材	48, 86
──用セメント	86

キ

架工歯	20, 23
顆路傾斜	72
海藻	53
外聴道孔	70
概形印象	28, 52
──採得	58
各個トレー	57, 58
顎間記録	66
顎関節顆頭	70
顎関節症に対する治療の実際	11
顎堤	4
冠・橋義歯	9
寒天	53
──印象材	52, 53, 62
──印象専用トレー	62
間接法	45
簡易咬合器	80
眼窩下	70
顔弓	31, 69

キーアンドキーウェイ	22
キレート結合	87, 88
既製冠	45
既製暫間歯冠	42
既製陶歯前装冠	17
既製トレー	57
既製ピン	42
既製ポスト	39
既製レジン冠	47
基準点	70
基準平面	70
基底面	23
器械的圧排法	54
機械的薬物的圧排法	54, 55
機能圧印象	52
技工操作	80
臼歯部橋義歯	20

吸水	53	咬合記録	5	シェードセレクション	84
橋脚	20	咬合採得	29,66	シェードテーキング	84
───歯	20	───用シリコーンラバー	67	シェードマッチング	84
橋義歯の構成	20	咬合床	31	ショルダー	35
橋義歯の分類	20	咬合状態	82	───ウィズベベル	35
橋体	20,23	咬合性外傷（歯周組織との関連）		シリケートセメント	88
金属系模型材	78		4	シリコーンラバー印象材	
ク		咬合接触関係	67		52,54,64,66
クイックマウントフェイスボウ		咬合調整	48	シリンジテクニック	54
	70	咬合の記録	66,73	ジャケットクラウン	15,38,81
クラスプ	12	咬合平面	6	支台歯	20
クラウン	15	咬合様式	2	───形成	34,54
───セッター	88	後方基準点	70	支台装置	20
───ブリッジ	9	高粘性	54	支台築造	39
グラスアイオノマーセメント		硬化時間	53	───用コンポジットレジン	
	87,88	硬質レジン前装冠	17		39
グループ	18	硬石膏	78,79	矢状顆路角	72
グループファンクション	2	合着	54,86,87	視感比色法	84,85
ケ		───材	87	歯冠継続歯	15,88
ケイ藻土	53	───用セメント	87	歯冠色陶材	81
ゲル化	62	合釘	19	歯冠補綴	15
ゲル状	53	───除去器	92	歯型	79,81
外科的圧排法	54,55	根管形成用ドリル	39	───可撤式模型	79
血管収縮剤	55	混水比	59	───固着式模型	79
犬歯誘導	2	**サ**		歯髄刺激性	88
コ		サベーヤー	45	歯肉圧排	54
4/5冠	18,38	作業用模型	78,79	───法	55
コア陶材	81	───の種類	79	歯肉縁下	54
コネクター	20	最終印象	52	歯肉溝	55
コンタクトゲージ	82	酸化亜鉛ユージノール	67	歯面処理法	88
ゴシックアーチ	26	───印象材	52	歯列弓の形	2
ゴム質印象材	52,53	───系	86	歯列模型	79
固定性橋義歯	22	───セメント	88	試適	54,82
個歯トレー	58	残根上義歯	8	自由運動咬合器	81
個人トレー	58,66	暫間橋義歯	45	磁気センサー	73
口腔衛生管理	91	暫間歯冠	45	色調選択	84
咬合音検査	26	**シ**		収斂剤	55
咬合器	6,67,70,79,80	CRシリンジ	41	重付加型	52,54,64,66
		JIS規格	87	縮重合型	52,54
───の分類	80	シェードガイド	84	床	12
				───義歯	8
				焼成	81,82

食片圧入	82, 86
診査	80
真空練和器	78
滲出液	55
親水性	53
人工歯	12

ス

storage bath	53
ステップ印象	52
スプリント療法	11
スリークォータークラウン	18
水溶性アルギン酸ナトリウム塩	53

セ

セブンエイスクラウン	19
セメント	39
──系模型材	78
セルフグレージング	81
成形充填材	39
精密印象	52, 54, 62, 66
石膏	53, 67
──系模型材	78
接着性セメント	23
接着性ブリッジ	23, 88
接着性レジンセメント	88
全調節性咬合器	81
全部床義歯	8, 10
全部鋳造冠	15, 38
全部被覆冠	15
全部レジン歯冠継続歯	20
前臼歯部橋義歯	20
前歯部橋義歯	20
前装鋳造冠	15, 16
前方運動	48
前方基準点	70
前方チェックバイト	72

ソ

ゾル化	53
咀嚼運動	7, 73

疎水性	53
早期接触	84
即時重合レジン	47
側方運動	48
側方顆路角	72
側方チェックバイト	72
測色機器	84

タ

die	79, 81
ダイナミック印象	52
ダイヤモンドポイント	34
ダウエルピン	79
ダブルミックス印象法	52
対合関係	4
対合歯列模型	79
耐火材系模型材	78
帯環クラウン	16
単一印象	52, 54
弾性印象	67
──材	52
弾性歪み	54

チ

チェックバイト	5, 26, 72
──法	72
チオコールラバー印象材	53
チャンファー	35
遅延材	64
築盛	81
築造	82
中間橋義歯	20
中間支台歯	22
中心位	66
中心咬合位	5, 48, 66, 84
中粘性	54
鋳造	81
──用リング	81
貯蔵槽	53
超硬石膏	78
超即硬性石膏	85
調節性咬合器	72, 81

調節槽	53
蝶番軸点	70
蝶番点	70
直接行為	54, 58
直接法	45

ツ

つや焼	81, 82

テ

tempering bath	53
ティッシュコンディショニング	5, 27
テンポラリークラウン	45
テンポラリーブリッジ	45
ディギャッシング	81
デンタルフロス	88, 90
低弾性シリコンラバー	67
低粘性	54
抵抗力	15
適合状態	82
適合診査材	82
電気エンジン	34
電気メス	55

ト

トレー	28
陶材	82
──ジャケット冠	16
──焼付鋳造冠	17
──溶着	81, 86
──溶着鋳造冠	17, 81, 86
陶歯前装金属裏装継続歯	20

ナ

ナイフエッジ	35

ニ

2回法	52, 64
1/2冠	18, 38
二次印象	52
二次齲蝕	91

二重歯肉圧排	56	フェーシングクラウン	15, 16	**ホ**	
ネ		フェイスボウ	31, 70, 72	boiling bath	53
熱可塑性印象材	52	──トランスファー	6, 70	ホームケア	91
ハ		フェザーエッジ	35	ホワイトポイント	34
hard type	54	フォーフィスクラウン	18	ポーセレンジャケットクラウン	16
7/8冠	18	フッ素徐放性	88	ポスト	19, 39
バイトフォーク	71	フラビーガム	5	ポリエーテルラバー印象材	52, 54
バイトワックス	67	フランクフルト平面	6	ポリサルファイドラバー印象材	52, 53
バイブレーター	78	フルキャストクラウン	15	ポンティック	20, 23
バンドクラウン	16	フルバランスドオクルージョン	3	ほう砂	53
パーシャルベニアクラウン	17	フルベニアクラウン	15	保持力	15
パテタイプ	54	プラークコントロール	91	補助的清掃用具	91
パラタルバー	13	プロキシマルハーフクラウン	18	膨潤	53
パラフィンワックス	67, 68	不可逆性水性コロイド弾性印象材	53	**マ**	
パラレロメーター	45	普通石膏	78	マージン	18, 54, 83, 91
パントグラフ法	73	部分床義歯	8, 10	──形態	35
歯の喪失に伴う顎関節の変化	7	部分被覆冠	17	マイクロモーター用コントラアングルハンドピース	34
歯の喪失に伴う口腔の変化	7	副歯型式模型	79	マウスガード	9
半固定性橋義歯	22	複模型	53	マトリックス	81
半調節性咬合器	72, 81	筆積み法	47	マレット	88
ヒ		船底型橋体	23	埋没	81
ビニールシート	64	分割復位式模型	79	──材	81
ピン	18, 39, 42	**ヘ**		前鑞着	86
──レッジ	18	β半水石膏	78	窓あけ	81
引張強さ	53	heavy body	54	**ミ**	
非可逆性印象材	52	ベニアードクラウン	15, 16	medium type	54
非可逆性弾性印象材	53	ペーストタイプ	54	ミキシングチップ	69
非弾性印象材	52	平均値咬合器	80	ミョウバン溶液	55
非調節性咬合器	80	平均的顆頭点	70	**ム**	
非熱可塑性印象材	52	平行性	22	無圧印象	52
非ユージノール系	86	平行測定器	45	**メ**	
被覆冠	54	平行測定法	26, 45	メインテナンス	91
被膜厚さ	88	平行測定用デンタルミラー	45	メタルコーピング	17
鼻翼下縁点	70	平線咬合器	81	メタルボンドクラウン	17
描記針	73	辺縁	18, 54, 83, 91		
描記板	73	──形態	35		
フ		偏心位	5, 72		
フィッシャーバー	34	偏側型橋体	23		

索 引 97

モ

モチベーション	91
モデリングコンパウンド	28, 52, 70
もち状	48
模型材	78, 79
木片	88

ユ

有根型橋体	23
有床型橋体	23
遊離端橋義歯	20

ヨ

4-META+MMA系レジン	88
3/4冠	18, 38
予備印象	52

ラ

light body	54
ラジアルピン	42

リ

リコール	92
リッジラップ型橋体	23
リテイナー	20
リベース	13
リムーバルノブ	86, 88
リライニング	13
リンガライズドオクルージョン	3
リンガルバー	13
リン酸亜鉛セメント	87, 88
リン酸エステル系コンポジットレジン	88
離液(水)	53
離底型橋体	23
硫酸アルミニウム溶液	55
硫酸カリウム	53
——溶液	55
硫酸鉄溶液	55
隣接面接触状態	82, 86

レ

regular body	54
レジストレーションストリップス	82
レジン	39, 67
——系印象材	52
——系模型材	78
——ジャケットクラウン	16
——前装冠	17
——前装金属裏装継続歯	20
レファランスポインター	70
レンツロ	41
連結装置	20
連結部	20
連合印象	52, 54, 64, 66

ロ

蠟型採得	81
鑞着	22, 85, 86
——用コア	85

ワ

ワックス	67
ワンピースキャスト	22

略　歴

束理　十三雄（かんり　とみお）

昭和38年	日本歯科大学歯学部卒業
昭和46年	日本歯科大学講師（歯学部口腔外科学）
昭和46〜48年	日本大学医学部麻酔学教室留学
昭和49年	日本歯科大学助教授（歯学部歯科麻酔学，新潟歯学部口腔外科学併任）
昭和54〜55年	ロンドン大学留学／イーストマン歯科病院麻酔科
昭和56年	日本歯科大学教授（新潟歯学部歯科麻酔学），現在に至る
平成3〜12年	日本歯科大学新潟歯学部附属病院長
平成12年	日本歯科大学新潟歯学部歯学部長，現在に至る

小司　利昭（こじ　としあき）

昭和56年	日本歯科大学歯学部卒業
昭和60年	日本歯科大学歯学研究科大学院修了（歯学博士） 日本歯科大学新潟歯学部歯科補綴学教室第3講座助手
昭和61年	日本歯科大学新潟歯学部歯科補綴学教室第3講座講師
平成元年	スイス・ベルン大学有床義歯学教室に留学
平成8年	日本歯科大学新潟歯学部歯科補綴学教室第3講座助教授，現在に至る

黒川　裕臣（くろかわ　ひろおみ）

昭和56年	日本歯科大学新潟歯学部卒業 日本歯科大学新潟歯学部歯科補綴学教室第2講座入局
平成元年	歯学博士（日本歯科大学） 日本歯科大学新潟歯学部歯科補綴学教室第2講座講師
平成12年	日本歯科大学新潟歯学部歯科補綴学教室第2講座助教授，現在に至る

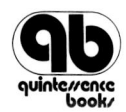

歯科臨床と診療補助シリーズ④
歯科補綴学と診療補助

2001年3月10日　初版発行

　　　　　　　　　　　　　　　　　　かんりとみお
　　　　　　　　　　監　修　　束理十三雄
　　　　　　　　　　　　　　　こじ　　としあき
　　　　　　　　　　著　者　　小司　利昭
　　　　　　　　　　　　　　　くろかわ　ひろおみ
　　　　　　　　　　　　　　　黒川　裕臣

　　　　　　　　　　発行人　　佐々木一高

　発　行　所　　クインテッセンス出版株式会社
　　　　　　　　〒101-0062
　　　　　　　　東京都千代田区神田駿河台2-1
　　　　　　　　廣瀬お茶の水ビル4F　電話(03)3292-3691
　印刷・製本　　サン美術印刷株式会社

ⓒ2001　クインテッセンス出版株式会社　　禁無断転載・複写
Printed in Japan　　　　ISBN4-87417-674-7 C3047
定価は表紙カバーに表示してあります